ADHESIVE CEMENTATION ON NATURAL TEETH

天然牙粘接修复

Materials and techniques

材料选择与操作技术

（意）贾科莫·德基
（Giacomo Derchi）
　　　　　　　主　编
（意）翁贝托·坎帕尼
（Umberto Campaner）

刘　峰　主　审

刘诗铭　主　译

刘欣然　副主译

北方联合出版传媒（集团）股份有限公司

辽宁科学技术出版社

沈　阳

图文编辑

杨 帆 刘 娜 张 浩 刘玉卿 肖 艳 刘 菲 康 鹤 王静雅 纪凤薇 杨 洋

This edition of Adhesive Cementation on Natural Teeth – Materials and Techniques is published by arrangement with EDRA. S.p.A
by Giacomo Derchi, Umberto Campaner
ISBN 978-88-214-5372-4
All rights reserved.

©2022，辽宁科学技术出版社。
著作权合同登记号：06-2021第156号。

图书在版编目（CIP）数据

天然牙粘接修复材料选择与操作技术 /（意）贾科莫·德基（Giacomo Derchi），（意）翁贝托·坎帕尼（Umberto Campaner）主编；刘诗铭主译. —沈阳：辽宁科学技术出版社，2022.6
ISBN 978-7-5591-2481-4

Ⅰ.①天… Ⅱ.①贾… ②翁… ③刘… Ⅲ.①口腔科材料 Ⅳ.①R783.1

中国版本图书馆CIP数据核字（2022）第066212号

出版发行：辽宁科学技术出版社
　　　　　（地址：沈阳市和平区十一纬路25号　邮编：110003）
印 刷 者：凸版艺彩（东莞）印刷有限公司
经 销 者：各地新华书店
幅面尺寸：210mm×285mm
印　　张：11.25
插　　页：4
字　　数：200 千字
出版时间：2022 年 6 月第 1 版
印刷时间：2022 年 6 月第 1 次印刷
策划编辑：陈　刚
责任编辑：金　烁　杨晓宇
封面设计：袁　舒
版式设计：袁　舒
责任校对：李　霞

书　　号：ISBN 978-7-5591-2481-4
定　　价：198.00 元

投稿热线：024-23280336
邮购热线：024-23280336
E-mail:cyclonechen@126.com
http://www.lnkj.com.cn

编者
Authors

主 编

贾科莫·德基（**Giacomo Derchi**），DDS, MSc, Ph.D
Adjunct Professor University of Pisa
Self-employed professional in La Spezia

翁贝托·坎帕尼（**Umberto Campaner**）
Dental Technician, responsible for the R&D department of
the Academy of Dentistry, Milan

参编者

恩里科·曼卡（**Enrico Manca**），DDS
Self-employed professional in Cagliari

文森佐·马尔基奥（**Vincenzo Marchio**），DDS, MSc
Research Fellow University of Pisa
Self-employed professional

译者
Translators

主 译

刘诗铭
北京大学口腔医学院口腔修复学博士
北京大学口腔医院门诊部综合科主治医师
瑞士日内瓦大学牙医学院访问学者

副主译

刘欣然
北京大学口腔医学院口腔修复学博士
北京大学口腔医院门诊部综合科主治医师
瑞士日内瓦大学牙医学院访问学者

序言
Foreword

在过往的几十年中，材料科学的发展，尤其是粘接技术的进步，对牙科学几乎所有的分支学科都有重大影响。

在微创牙科治疗中所应用的创新性粘接技术，已经改变了很多我们熟知的基本概念，其中之一便是牙体预备。在设计修复体时，也从以往单纯考量修复体受力的宏观力学原则，转变为既要修复缺损又要尽量保存健康牙体组织。

然而，以上这些新想法的实现，不仅需要掌握临床操作技术（例如牙体预备技术），同样还需要了解一些与材料相关的知识，从牙体组织的各部分结构，到不同的修复材料。只有当我们已经非常扎实地掌握了这些知识，才能够对各种类型的材料进行正确的表面处理，以及合理的粘接操作。

如需掌握粘接修复技能，临床医生必须要掌握很多相关知识、所需要的工具以及操作技术，包括隐含其中的物理与化学机制，及其临床适应证背后的深层逻辑。

在掌握粘接修复技能这一点上，本书提供了很多必要的信息，包括科学知识，并通过图示和临床照片加以诠释，这对初学者，以及建立理论和临床实践之间的联系来说都是至关重要的。

在牙科治疗中，治疗方案的制订过程是由很多因素共同决定的。本书会为临床治疗提供科学依据，尤其是当我们尝试通过新型微创粘接修复技术来保存牙体组织，或许会让我们重新审视那些曾经奉为经典的原理是否还依然适用。

Mutlu Özcan, DMD, Ph.D
Professor and Head of Dental Materials Unit
University of Zurich, Center for Dental and Oral Medicine,
Clinic for Fixed and Removable Prosthodontics
and Dental Materials Science, Zurich, Switzerland

前言
Preface

　　修复体的粘接是十分细致的步骤。不过，复杂病例的最终成功完成同时还需要正确的诊断、精准的牙体预备、制作临时修复体、制取精细的印模和诊断饰面，以及修复体完全就位。修复治疗的每一个步骤都需要医生集中注意力，以及精细操作，修复体粘接的这一步则需要医生具有很丰富的经验和知识。

　　修复体的粘接其实是一个较为复杂的话题，这并不仅限于了解已上市的水门汀粘接剂商品的应用，还需要具备针对特定的病例能够选择出最适合的材料的能力，以便获得长期稳定的粘接效果。

　　当我们实现了这一目标时，就已经完成了对于材料学，以及相关操作流程的学习，因为这两者从此便稳定持久地融为一体。

　　粘接，从某种角度来说类似于跑步，跑步场地可以选择在公路上、土壤地面上，或者特制的赛道上。修复体的粘接，其实是将3种不同类型的物质结合为一体——牙体组织、修复体和桩核材料。

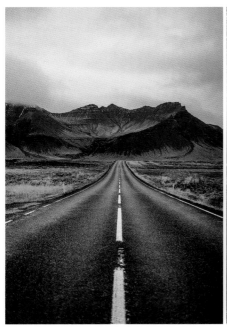 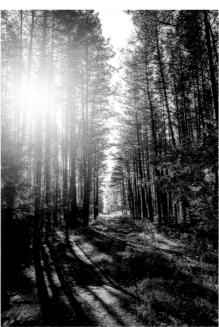 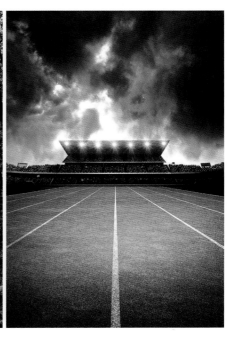

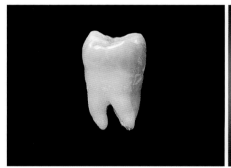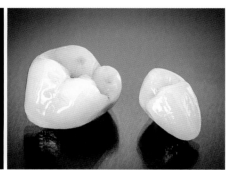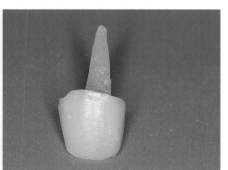

在跑步时，跑步者会穿着一双最适合当时跑步场地的跑鞋；同样的道理，粘接修复过程中，需要将以上3种物质进行恰当的粘接处理，以便获得长期稳定的粘接效果。

在开始粘接修复前，需要了解的最重要问题是：
❶ 粘接的基质是什么？
❷ 修复体是由什么材料制作而成的？
❸ 是否能够有效隔湿？

基于以上这些问题，我们需要仔细审视在粘接过程中会接触到以及使用到的每一种物质，在脑海中形成一个逻辑上合理的操作路径，以便我们在日常工作中对各种类型的粘接修复病例都能顺利地完成粘接步骤。我们写这本书的目的就是满足每一位医生对粘接修复的期望。

致我的父母。

——贾科莫·德基

致我的妻子和孩子们，
致那些信任我的人们，
致牙医同行们、真诚的伙伴们。
他们在这40年中帮助我学习，理解牙医学的发展和进步。

——翁贝托·坎帕尼

致我的儿子Sergio。

——恩里科·曼卡

致我的父母；
致Veronica，她总是给我鼓励；
致我的师长、同事和朋友们。

——文森佐·马尔基奥

目录
Contents

扫一扫即可浏览
参考文献

部分修复的牙体预备
Partial tooth preparation

U. Campaner

出于修复的目的而进行牙体预备，意味着要磨除一部分天然的牙体组织，后续再通过修复体来恢复牙齿的完整。而牙体组织其实是无法再生的，一旦由于龋坏、外伤、磨损等原因造成牙体组织的缺损，就只能通过修复材料来恢复牙齿原本的形态与功能。

牙体预备的过程如同外科手术，是一步不可逆的操作，应该谨慎对待。

想要实现预备充分并且令人满意的牙体预备，那么深厚的知识储备，理解并遵循相应的准则是非常必要的。对于医生来说，理想的牙体预备是每一天都要面临的挑战，我们不可避免地必须在生物学原则、机械力学原则和美学原则之间做权衡。以整体的方式记住这3个原则是非常重要的，因为它们是进行修复的基础。虽然看起来与本节主题无关，但是牙体预备代表了修复治疗的起点，会对后面粘接剂的选择产生影响（表1.1）。

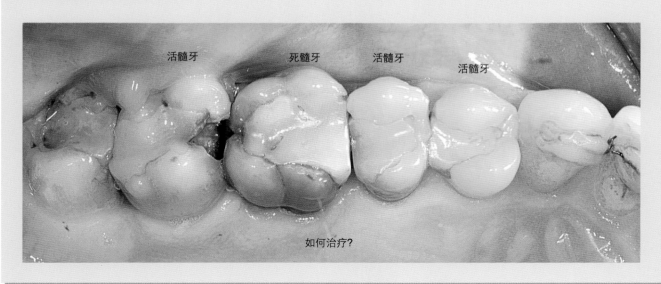

表1.1 牙体预备的基本原则

原则	含义	建议
生物学原则	保护牙髓活力（如对活髓牙进行牙体预备）	· 最大限度保存剩余健康牙体组织具有生物学、机械力学、美学，以及心理优势[1] · 过高的温度、化学刺激，或微生物引起不可逆牙髓炎，尤其是当它们作用于新切割的牙本质小管 · Magne医生在他的著作[2]中建议牙体预备后通过粘接（根据适当的牙本质粘接流程）立即进行牙本质的交联。目的就是即刻封闭牙本质小管 · 保护牙髓的活力也可以通过正确使用金刚砂或碳化钨预备钻针
	保护邻牙	· 受损的牙釉质层更容易形成菌斑，因此更容易患龋 · 一根细锥形金刚砂钻针可以穿过邻面接触区，并留下一层菲薄的釉质薄片，随后使用手动器械去除。这样可以避免过度磨除牙齿，或者钻针向不利角度倾斜的风险 · 可以在预备时使用成形片配合木楔固位，来保护邻牙的表面
	保护牙周组织	· 各种研究支持在可能的情况下使用龈上边缘或齐龈边缘来保护牙周组织健康 · Schätzle等认为龈下边缘存在风险，应该尽可能避免[3] · 龈下边缘经常导致牙龈炎症反应[4]，从轻微的亚临床炎症到严重的炎症反应，有更明显的症状，如肿胀、发红、疼痛、出血、牙周组织脆弱，有时还伴有骨吸收
机械力学原则	预备体的形状必须保证修复体的固位力、稳定性、抗力和足够的边缘封闭	· 固位力是指基于单个或多个修复体的就位道来抵抗脱位的能力（垂直向力）[5] · 稳定性是指防止水平向或斜向咀嚼力造成位移的能力 · 抗力是指修复体必须满足一定的厚度以降低折断的风险，从而会影响牙齿轴面与粭面的预备量 · 边缘封闭是指修复体和预备体的根方边界之间的界面（可以是一条终止线，也可以是一个终止区域）
美学原则	代表了功能需求和要求、不同材料属性和患者期望之间的平衡	· 医患沟通非常关键，能够让患者了解可选的治疗方案，同时也可以让医生理解患者对治疗的心理预期。数字化技术可以模拟治疗流程并分享给患者 · 此外，数字化流程可以制作诊断饰面（mock-up）让患者试戴以确保最终的美学效果符合他们的期望。患者也可能在最终修复体制作之前提出一些改变或小的修整

牙体缺损的功能恢复与美学修复的一般原则

之前提到了牙医们每日面临着牙体预备的挑战，技师们同样面临着制作出具有所需特征的理想修复体的挑战。牙体预备与修复体制作（由技师完成）的成功和医生最后一步临床操作密切相关，即粘接步骤，这是在牙体组织与修复体之间创建一个稳固而持久的结合。

当提到"粘接"这个话题时，我们必须熟悉相互连接的各种基质，以及能够将它们与牙体组织不可逆地结合在一起的材料用品。这个简洁的定义背后隐藏了一长串我们需要仔细考虑的元素。需要考虑机械和物理特性，牙齿的精确结构，修复体形态；为了达到预期的效果，有必要仔细分析在形成粘接的过程中所用到的每个材料用品背后的化学成分和化学反应。除此之外，还需要考虑修复体的位置和大小。那么，让我们来总结一下固定修复的牙体预备方式。

第一种分类方法是由缺损大小决定的：修复部分牙冠（嵌体、高嵌体/超嵌体）（图1.1）或者整个牙冠（冠、桥）（图1.2，图1.3）。

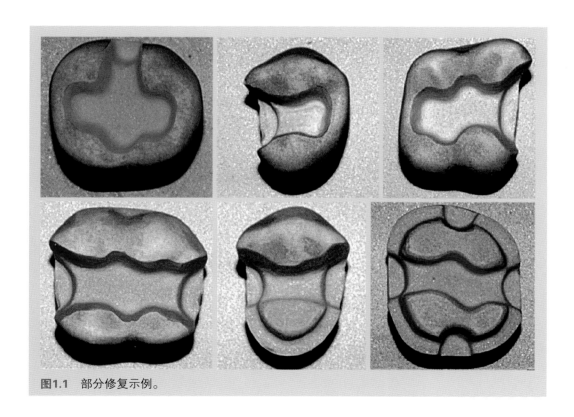

图1.1　部分修复示例。

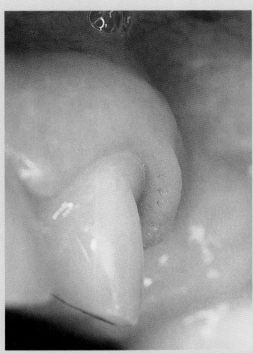
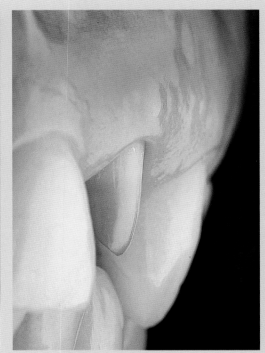

图1.2　带终止线的全冠预备示例。　　　　图1.3　全冠预备完成示例。

部分修复的牙体预备

　　部分修复的牙体预备是指尽量减少牙体预备范围，仅修复牙体组织的一部分，就能够恢复牙齿的完整。

　　让我们先将部分修复的牙体预备的所有方式列入表格中并进行全面概述。我们将仔细分析每一类预备方式的技术细节（表1.2）。

　　表1.2中这些预备方式的命名本身就明确体现了所对应的牙体预备量的多少。

- **嵌体**（INLAY）牙尖之间：意味着窝洞范围有限，剩余牙体组织包括了天然牙的牙尖（图1.4）。

- **高嵌体**（ONLAY）牙尖之上：意味着窝洞范围扩大，覆盖一个或多个牙尖；在这种情况下，修复体需要恢复缺损的牙尖形态（图1.5～图1.7）。

- **超嵌体**（OVERLAY）覆盖全部牙尖：意味着牙体预备范围涉及整个𬌗面，但不包括近远中面、颊侧面，以及舌/腭侧面（图1.8～图1.10）。

　　话虽如此，当我们需要完成一个牙体缺损的修复治疗时仍然存在一个问题：做直接法充填修复还是间接法修复（修复体由技师制作）。

表1.2 部分修复的牙体预备

类型	定义	牙体组织	修复材料	隔湿	粘接剂
嵌体	嵌体的预备特点是其范围局限于完整牙尖之间	牙釉质 牙本质	（a）复合树脂 （b）玻璃陶瓷 （c）金合金（铸造） （d）金合金（粘金）	橡皮障	（a）（b）水门汀 （c）氢氧化钙 （d）不需要
高嵌体	高嵌体的预备特点是其范围包括部分缺损的牙尖	牙釉质 牙本质	（a）复合树脂 （b）玻璃陶瓷 （c）金合金（铸造）	橡皮障	（a）（b）水门汀 （c）氢氧化钙
超嵌体	超嵌体的预备特点是其范围包括全部牙尖	牙釉质 牙本质	（a）复合树脂 （b）玻璃陶瓷	橡皮障	（a）（b）水门汀
贴面	贴面的特点是覆盖前牙区天然牙唇侧面的薄层修复体	牙釉质	（a）复合树脂 （b）玻璃陶瓷	橡皮障	（a）（b）水门汀
髓腔固位冠	单一结构部分修复体，用于修复冠部牙体缺损	牙釉质 牙本质 牙骨质	（a）复合树脂 （b）玻璃陶瓷	橡皮障	（a）（b）水门汀

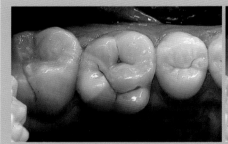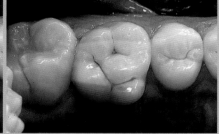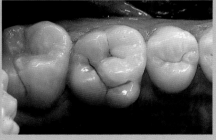

图1.4 嵌体修复范围。

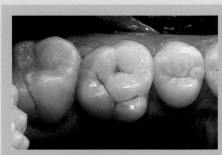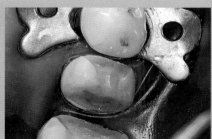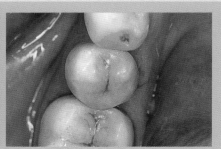

图1.5 高嵌体修复范围。   图1.6 高嵌体的牙体预备。   图1.7 粘接完成后的高嵌体。

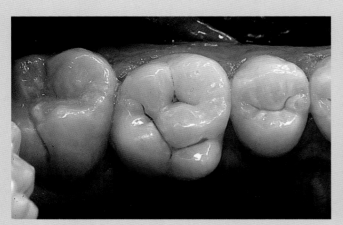

图1.8　超嵌体修复范围。

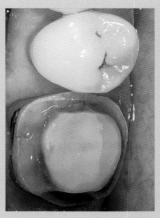

图1.9　超嵌体的牙体预备。

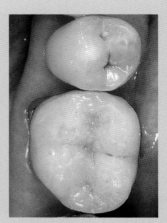

图1.10　粘接完成后的超嵌体。

直接法充填修复

优点

由于粘接系统的引入，直接法充填修复只需要医生去除腐质，而不需要制备特殊的固位型。这种方法是最保守的治疗类型，非常契合微创治疗的理念。

直接法充填修复需要就诊次数较少（见病例1）。

- 第一次就诊：
  - ▶ 去净腐质；
  - ▶ 窝洞预备；
  - ▶ 上橡皮障；
  - ▶ 涂布粘接剂，分层充填，复合树脂光照固化，精修。
- 第二次就诊：
  - ▶ 随访。

直接法充填修复对于患者来说治疗成本相对较低，可以修复部分或全部的缺损。

缺点

直接法充填修复最主要的局限在于：难以控制的聚合收缩。聚合收缩取决于填料与树脂有机物基质之间的比例，以及光照固化时的聚合度。光固化灯功率越大，反应的活化深度越大，聚合度越高。然而，必须牢记，发射光的波长需要与复合树脂材料中的光引发剂所要求的波长一致。光固化灯的功率与波长是基本参数。

病例1
直接法充填修复后牙

G. Derchi

　　该病例需要去除银汞充填体（图1）。术区隔离后，操作者首先需要去除银汞充填体（图2，图3）以及在远中邻接区放置成形片（图4，图5）。涂布自酸蚀粘接系统后，使用充填器械进行分层充填（图6，图7）。

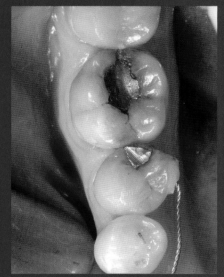

图1　初始状态。

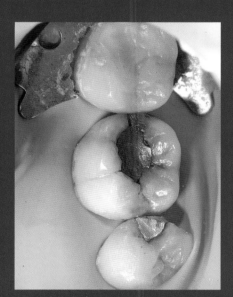

图2　术区隔离。

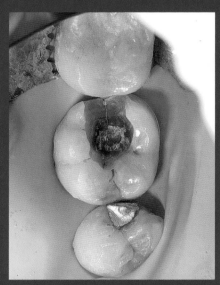

图3　去除旧银汞充填体。

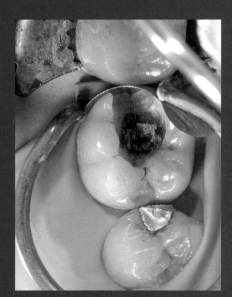

图4　放置远中成形片。

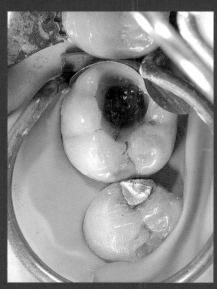

图5　修复远中邻面。

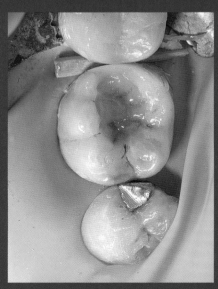

图6　粘接系统表面处理。

　　塑形𬌗面形态（图8，图9），当最后一层树脂光固化完成后，充填治疗便完成了（图10）。

　　最终修复效果以及24小时后随访并抛光（图11，图12）。

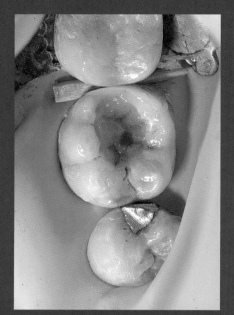

图7　分层充填。

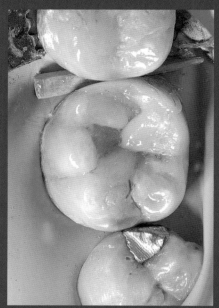

图8　塑形𬌗面形态。

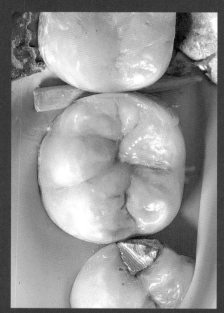

图9　𬌗面形态。

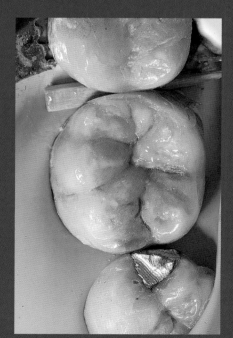

图10　𬌗面形态完成。

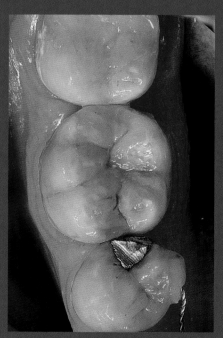

图11　治疗完成时修复体形态与美学效果。

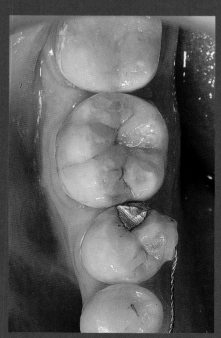

图12　24小时后随访并抛光。

此外，复合树脂的完全固化将发生在就诊结束后24~48小时内。在讨论修复材料的章节，我们将深入讨论聚合反应的概念。

各类研究推动了高性能的粘接系统和复合树脂材料的生产。但是目前仍现存问题如下：可能存在邻面间隙，边缘着色，继发充填体折断或继发龋，修复体使用时间有限，尤其是在受咀嚼力影响的区域[6]。

直接法充填修复效果直接依赖于操作者的技术。

间接法修复

间接法修复需要操作者去净腐质，以及没有足够厚度和支撑的薄壁弱尖，接着制备出预备洞形，使高精度修复体能够插入就位。制取印模（传统印模或数字印模），预备体的形状大小被转移至技工室进行修复体制作。修复体制作完成后，经过试戴、检查、调改后，将粘固在预备洞形内（见病例2）。

病例2
牙体预备、制取印模与高嵌体的粘接

E. Manca

牙体预备后制取精细印模。在这个病例中采用两步法制取印模，具体方法是由本病例的作者提出并加以描述[7]。修复体制作完成后，操作者可进行修复体粘接，确保将多余粘接剂材料挤压外溢出来。并在材料固化前将其去除（图1~图8）。

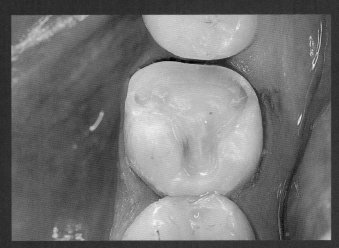

图1 高嵌体修复体的预备洞形。

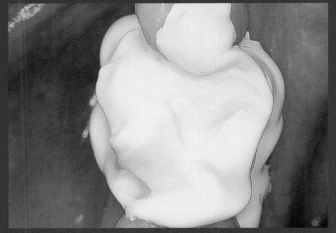

图2 两步法制取印模。

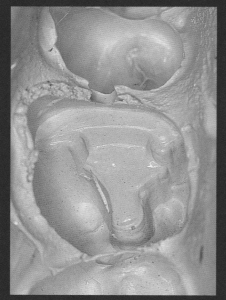

图3 两步法技术获取的印模。

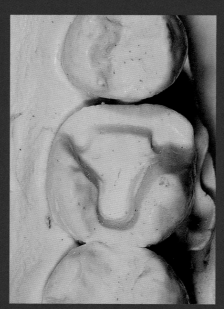

图4 工作模型。

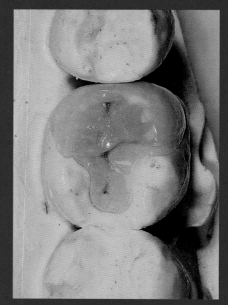

图5 修复体在模型上就位。

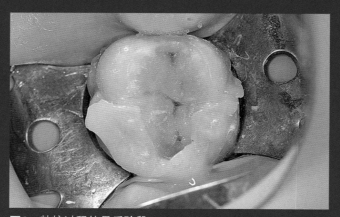

图6 粘接过程的最后阶段。

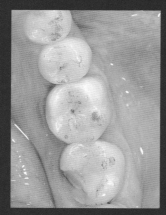

图7 咬合接触检查。

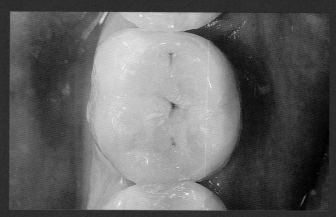

图8 高嵌体口内照。

优点

间接法修复是一种微创治疗手段[8]。

间接法修复通过在口腔外部制作一个修复体来替代牙体缺损的部位，简化了修复过程。这样可以确保修复体的任何一部分都是精准的[9]。

间接修复体可选以下两种材料：二硅酸锂加强型玻璃陶瓷和复合树脂。前者具有更好的耐磨性；然而，玻璃陶瓷即使在确保了足够厚度时也有易碎性，在任何情况下陶瓷材料所需厚度均大于复合树脂材料所需厚度。玻璃陶瓷修复体的边缘差异显著大于复合树脂[10]。技工室用的复合树脂具有相似的但是不可叠加的特性。以下两个因素保证了复合树脂修复体呈现较高的物理特性，并因此在目前的情况下应用。

- 修复体的每个部分都能够进行光照固化，以保证能够比椅旁充填获得更高的聚合程度，增加物理特性，并允许聚合收缩发生在口腔外而不产生边缘张力和间隙。
- 能够使用高功率的光固化灯，不仅发生波长在正确范围内，还可以产生热量以促进聚合。

与玻璃陶瓷相比，复合树脂需要更低的厚度，以倡导"微创"理念，呈现更接近牙本质的弹性模型，脆性更低，减少根管治疗的必要性，并且在长期应用期间能够对修复体修理。对于采用复合树脂材料制作的间接修复体，可以在粘接之前调改，在使用期间修理。

对于间接修复体的保存率，本文引用了很多研究，其中包括一项随访长达12年共113颗复合树脂间接修复体的研究，研究者报道88%的修复体使用情况良好[12]。

现代牙科技术为我们提供了椅旁制作修复体的CAD/CAM技术，玻璃陶瓷与复合树脂材料都可以使用，能够最大限度地保证修复体的制作精度。

缺点

间接法修复需要更长的操作时间：

- 洞形预备与制取印模；
- 制作修复体；
- 修复体试戴；
- 修复体粘接；
- 随访。

间接法修复的治疗成本更高。

小结

部分牙体预备后采用间接法修复是直接法充填修复的重要替代方法，它代表了一种对较大缺损洞形的有效修复方式。医生需要在修复前评估后牙窝洞的范围与深度。

关于这一点，文献研究提供了重要的临床适应证如下：目前对于后牙区，直接法充填修复应该仅限于缺损范围比较局限的中小型冠部缺损（图1.11）[12]。

一项关于采用复合树脂进行牙体缺损修复的随机对照临床研究分析了不同修复方式的疗效和临床操作时间并得出结论，在短期内，直接法充填修复与间接法修复前磨牙Ⅱ类洞以及牙尖缺损时没有显著差异（表1.3）[12]。

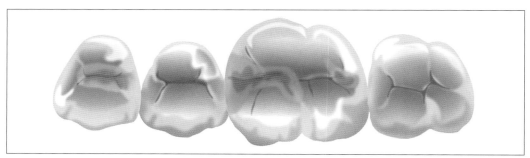

图1.11　建议直接法充填修复的缺损范围。

表1.3　修复步骤中每一步骤所需操作时间以分钟为单位

步骤	修复技术	
	直接法（分钟）	间接法（分钟）
牙体预备	10（±8）	10（±4）
放置成形片	4（±3）	
充填操作	14（±4）	
修复体试戴		8（±5）
粘接		12（±6）
修形与抛光	18（±6）	14（±6）
取印模		13（±5）
临时修复		12（±5）
总计时	45（±13）	68（±17）

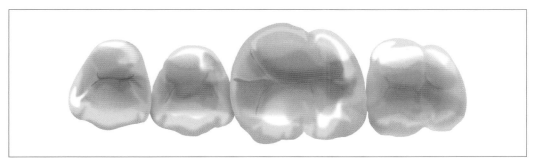

图1.12 建议间接法修复的适用范围。

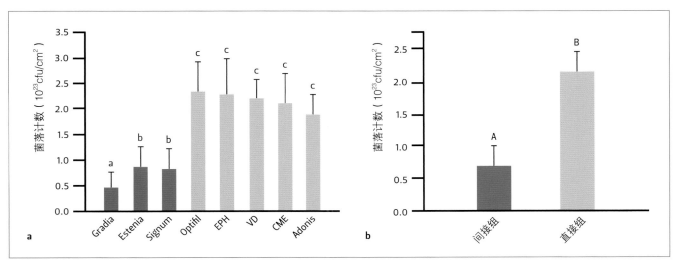

图1.13 （a）不同修复材料周围的菌斑堆积数量。不同小写字母表示组间差异有统计学意义（$P<0.05$）。（b）复合树脂分为"直接组"（深蓝）和"间接组"（浅蓝）周围的菌斑堆积数量。不同大写字母表示组间差异有统计学意义（$P<0.01$）。

　　一项研究表明，近中–粭面–远中（MOD）类型的窝洞采用间接法修复比直接法充填修复抗断裂强度更高（图1.12）[14]。

　　间接修复法具有较高的3年成功率（97.4%）。并且，修复体类型以及对应的牙位对修复体的成功率并没有显著影响[15]。

　　采用复合树脂制作的间接修复体比直接法充填修复周围菌斑堆积量更少（图1.13）[16]。

间接法粘接修复的洞形预备

　　如前所述，待修复的牙齿状况分析决定了可能的选择：嵌体、高嵌体和超嵌体。

　　Bottacchiari[9]建议，只有在完全去净腐质后，再仔细评估剩余牙体组织的质和量，才能决定修复类型。

- **嵌体（INLAY）**——缺少一个或两个边缘嵴，剩余牙釉质与牙本质有足够的厚度支持余留牙尖，需要制备一个不覆盖牙尖的近中–牙合面（MO）/远中–牙合面（DO）/近中–牙合面–远中（MOD）Ⅱ类洞（图1.14）。
- **高嵌体（ONLAY）**——缺少一个或多个边缘嵴，剩余牙釉质与牙本质的厚度超过1.5/2mm（天然牙）和3mm（根管治疗后牙齿），牙体预备需完全覆盖有关牙尖（图1.15）。
- **超嵌体（OVERLAY）**——缺少一个或多个边缘嵴，两个以上牙尖缺少牙釉质支持，并且已经完成根管治疗，牙体预备需完全覆盖所有牙尖（图1.16）（见病例3）。

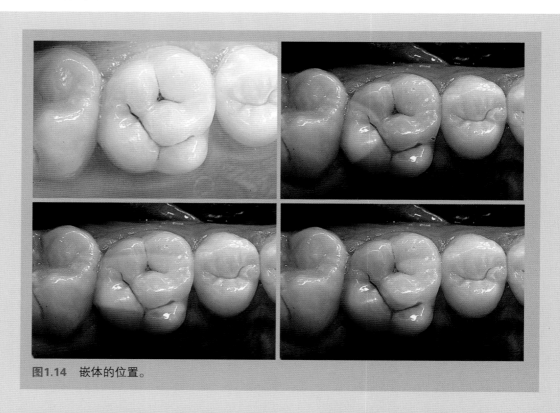

图1.14　嵌体的位置。

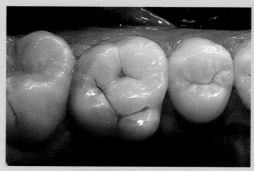

图1.15　高嵌体的位置示例。

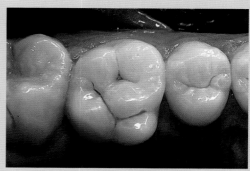

图1.16　覆盖3个牙尖的超嵌体。

病例3
硬化牙本质上方采用超嵌体修复覆盖全部牙尖

G. Derchi

本病例的特点在于牙体组织的特点。该病例显示了大部分硬化牙本质，关于这类牙体组织的表面处理将在第4章内详细描述。牙釉质与牙本质表面处理后，需要堆塑出一个树脂核为超嵌体提供足够的支撑和稳定性（图1～图10）。

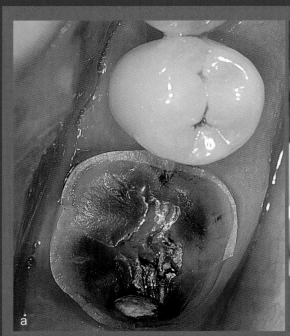
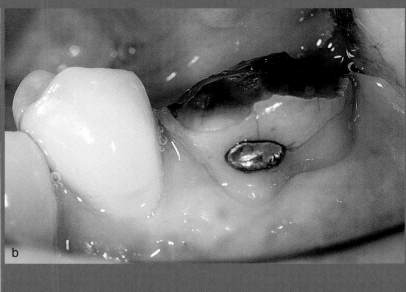

图1a，b 初始状态。

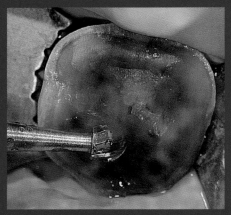

图2 对硬化牙本质进行清洁和表面粗化。

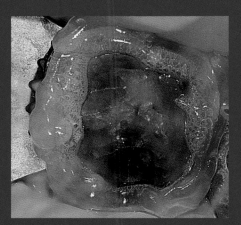

图3 磷酸酸蚀牙釉质。

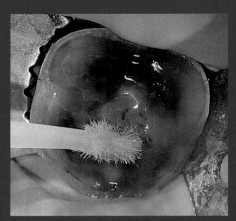

图4 涂布粘接剂。

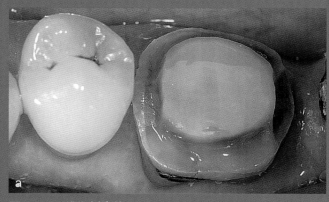

图5a，b 堆塑树脂核。

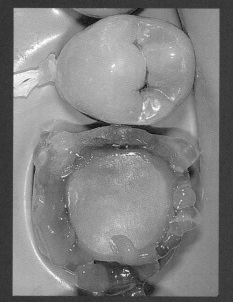

图6 粘接前上好橡皮障。

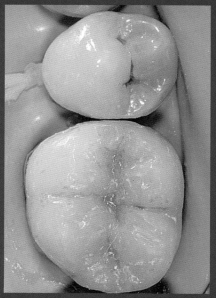

图7 修复体粘接。

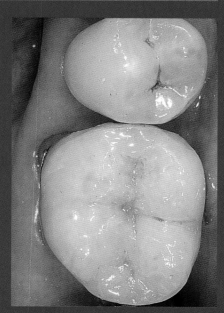

图8 修复完成，殆面观。

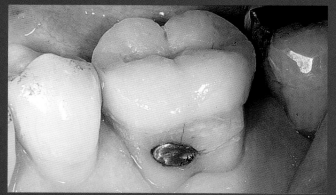

图9 修复完成，颊侧观。

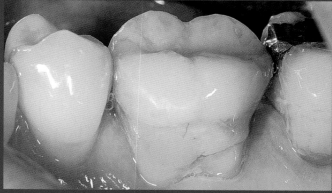

图10 3年后随访。

间接部分修复体特点：

❶是一种保守的治疗方式。

❷不需要固位型。

❸仅需要去净腐质。

❹能够确保周边牙釉质的保留。

让我们简要地看一看相关文献对剩余健康牙体组织的生物力学与结构分析，以便部分修复能够达到最佳的效果[17]：

○ 窝洞峡部的宽度与深度（轴壁间牙本质）。

○ 髓腔缺损或完整（主要指髓室顶是否存在）。

○ 边缘嵴完整或有缺损。

○ 牙尖厚度。

根据重要性细分了上文提到的4个标准，认为轴壁间牙本质和髓室顶最为重要，边缘嵴和余留牙尖的重要性次之。

轴壁间牙本质

轴壁间牙本质是髓室顶在龈𬌗向上的延续，并且连接着颊侧壁与舌侧壁。它是最为重要的牙体组织结构，因为它的存在可以减少其他部分牙体组织折断的风险[18-19]。当评估余留的轴壁间牙本质时，我们需要记住，窝洞的峡部深度对牙体组织强度的影响大于峡部宽度的影响，也就是说，窝洞的峡部越深，整个牙齿的强度随之下降[20]。

○ 重要的是要控制峡部的深度，而不是宽度。

○ 当峡部的深度增加2倍，牙尖外展的程度会增加8倍。

○ 在根管治疗后的牙齿中，轴壁间牙本质完全缺失。

髓室顶

髓室顶通常只存在于活髓牙中，而非根管治疗之后的牙齿。1989年，Reeh等[21]发现根管治疗之后的牙齿，如果只进行了开髓操作，而保留了健康完整的边缘嵴（抗力下降5%），那么该牙齿比一个缺损了一个或多个边缘嵴（抗力分别下降35%或55%）的活髓牙具有更好的抗断裂强度。

○ 如果髓室顶的缺损，没有延续到一侧或双侧的边缘嵴，那么这种缺损将不会影响到牙齿的生物力学特性和结构。

○ 维持一侧边缘嵴以保留一小部分轴壁间牙本质，可以增加修复强度。

○ 牙尖外展的程度取决于剩余牙尖所在侧壁的厚度与高度。

边缘嵴

我们在前面已经描述了哪些因素决定了边缘嵴是否存在。Mandelli与Larson等[20,22]通过研究证实，当𬌗面窝洞峡部存在时，边缘嵴的缺失并不会导致整个牙齿结构的弱化。相反，如前文所述，只是轴壁间牙本质缺失就会大大降低整个牙齿结构的强度。因此，当既有边缘嵴缺损又有轴壁间牙本质缺损时，牙体组织的抗力就会显著降低。

边缘嵴的缺损，使得牙齿就像一个盒子，可以通过3个维度的测量值来进行强度评估：龈𬌗向深度，近远中向宽度，颊舌向宽度。就我们所知，前两个维度的参数将会影响剩余轴壁间牙本质；因此，数值越高，牙齿的强度越差[23-24]。

牙尖厚度（Cuspal Thickness）

牙尖厚度依赖于相邻的牙槽嵴，而与相邻的牙尖无关[24-26]。对牙尖厚度的评估是决定牙体预备时需要保留或者磨除牙尖的基础。Hood提供一个数量化的评估这必定对临床治疗是很有价值的帮助[27]。考虑到剩余轴壁越高，就需要轴壁具有相应比例的厚度来抵抗牙尖外展的效应，天然牙与根管治疗后牙齿的牙尖厚度分别达到2mm和3mm，应作为参考标准。

树脂成形（Build-up）

如果牙齿缺损明显或者预备体不能完全满足之前所描述的标准，有必要在制取印模之前重建缺损的部分牙体组织。

此外，为了便于修复体的制作以及在窝洞内就位，窝洞内表面应该光滑连续。这些措施被称为树脂成形，通常是采用流动树脂用于中等大小窝洞内成形，建立一个更加有效的弹性梯度，并且将聚合收缩率降低20%～50%[28]。对于较大的窝洞，通过采用流动树脂垫底，然后使用含有微填料的复合树脂制作修复体并确保修复体厚度小于3mm，以便粘接过程中能够同时发生聚合作用[29]。

选择采用树脂成形技术是通过对牙髓状态、咬合以及牙周状态的评估结果来决定的：

○ 对牙体结构局部进行树脂成形意味着修复并保留剩余健康牙体组织。

○ 树脂层可以保护牙本质。事实上，如Magne所示，在这一阶段可以封闭牙本质小管。牙本质小管与粘接剂交联封闭后可以防止细菌浸润，降低牙本质敏感，有利于提高患者就诊后的舒适度。因此，用于成形的树脂材料具有对牙本质提供保护屏障的功能。

○ 对牙体结构局部进行树脂成形可以保护牙髓。

○ 对牙体结构局部进行树脂成形有助于评估修复空间是否满足修复体厚度要求。按照修复材料所需的最小厚度，材料必须尽可能均匀（图1.17，图1.18）。

在了解了大体概念后，我们需要将概念转化为具体的数值。Bottacchiari[9]改进、扩大并公开了Schillingburg与1976年发表的建议，随后又更新了3个版本，直到2012年。

预备洞形时需要保证深度至少达到1.5mm以保证修复体具有足够的厚度来抵抗咀嚼力。这个数值是近似值，需要根据修复体材料进行调整，并参考轴壁剩余牙本质的厚度。我们一定要记住，预备洞形深度增加会导致牙尖外展的幅度成比例增加；深度增加1倍相当于牙尖外展程度增加8倍。同样地，窝洞峡部的宽度至少要达到2mm（图1.19，图1.20）。

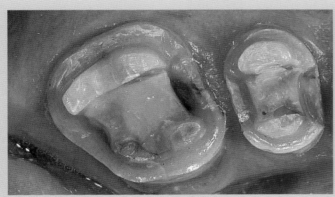

图1.17　树脂成形。

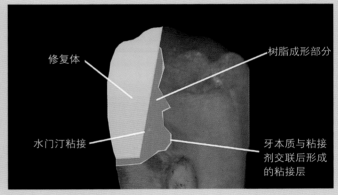

图1.18　间接修复的各部分。

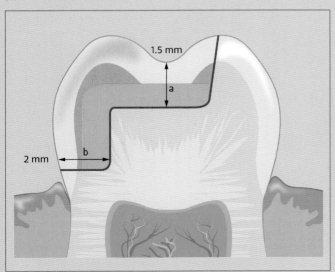

图1.19　间接修复体的最小预备深度。

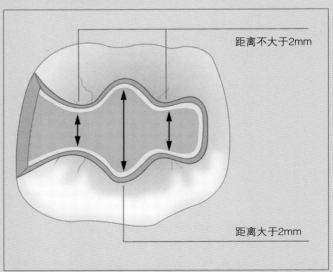

图1.20　间接修复体的最大预备量与最小预备量。

间接修复体预备洞形的侧壁和底部要足够光滑，以便能够获得精细印模以及修复体准确就位。同样是这个原因，垂直侧壁应在龈殆向形成一个10°～15°的倾角，而在颈部的龈阶与根面成90°（图1.21a，b）。

预备完成后，修复体边界应该是非常清晰的，一定要去除预备体各部位的无机釉（图1.22）。

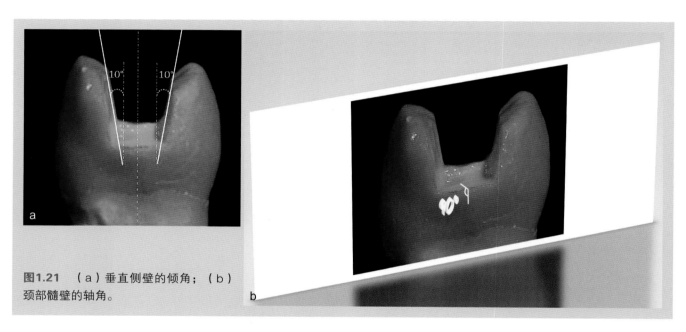

图1.21　（a）垂直侧壁的倾角；（b）颈部髓壁的轴角。

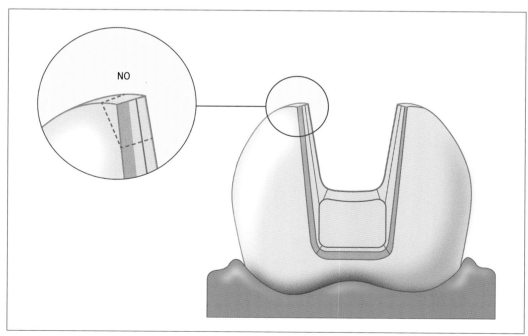

图1.22　预备完成后的修复体边界。

当修复体需要覆盖牙尖时，需要制备一个清晰的没有倒凹的形态，然后预备牙尖斜面，功能尖磨除2mm，非功能尖磨除1.5mm（图1.23）。

到目前为止，我们分析了缺损范围位于牙齿冠部近殆面区域的牙体预备方式。当缺损达到冠部的中部和颈部1/3，则有必要覆盖并360°包绕牙尖。此时也有必要磨除一部分边缘嵴，这意味着牙齿的轴壁在龈殆向高度降低。牙尖磨除后，需要去净腐质，并确保没有残留的无机釉，同时需要在窝洞内进行树脂成形或填补倒凹区，以形成一个适合间接修复体就位的结构。如前所述，如果牙体预备后边缘位于龈下，医生可以选择将边缘移到龈上位置。这一步可以通过采用复合树脂覆盖现有的边缘位置来实现（图1.24）（见病例4）。

另一个方式是基于已有的诊断结果进行牙周软硬组织的根向复位术（也称牙冠延长术），同时暴露修复体边缘。

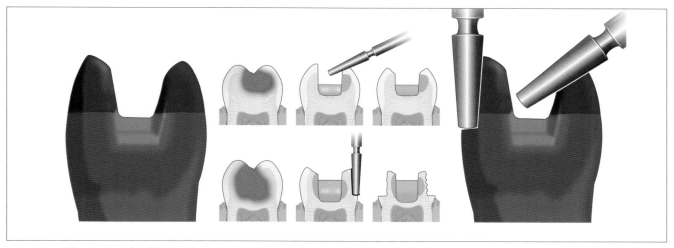

图1.23　覆盖牙尖的牙体预备方式。

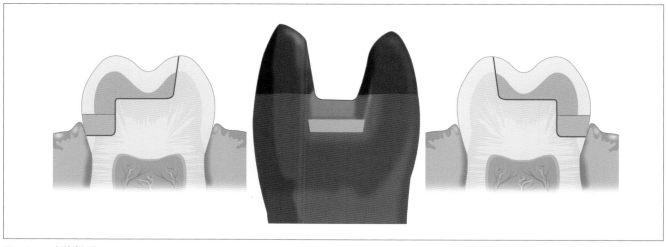

图1.24　边缘提升。

病例4
边缘提升
E. Manca

这个病例展示了边缘提升的方法（图1~图6）。

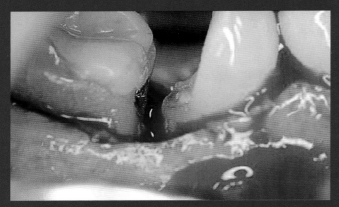

图1 暴露边缘。

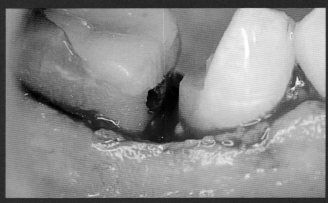

图2 橡皮障下采用流动树脂进行边缘提升。

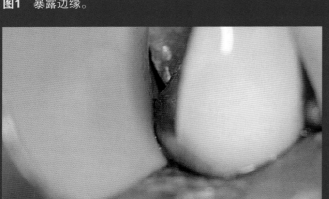

图3 边缘提升完成牙龈愈合10天后。

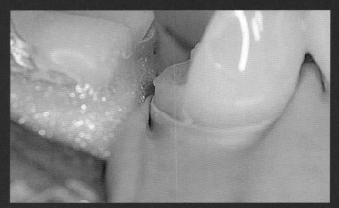

图4 橡皮障就位。

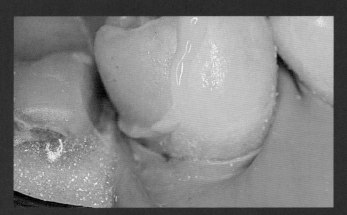

图5 嵌体粘接。

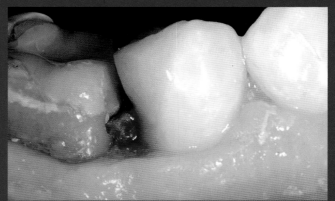

图6 病例完成，粘接以及抛光完成后。

前牙区的部分修复

之前我们已经描述了如何遵循微创原则治疗后牙。在这一节，我们需要评估采用相似的方式修复前牙的可能性，以改善牙齿形状与位置，关闭间隙，更换旧的树脂充填体，修复牙齿的切断磨损、酸蚀、遮挡牙冠变色[31]。

近年来，市场上的陶瓷材料极大地改变了专业人员在前牙修复方面的选择。Gurel指出，以往的旧观念里全冠是前牙美学修复的首选方式，但这意味着需要牺牲牙釉质，而且牙周组织和牙髓受损的风险很高[32]。

事实证明，在不损害牙釉质和整个牙齿结构的情况下，陶瓷贴面可以达到美学的目的；因此，陶瓷贴面成为了前牙美学修复的最佳选择。这一修复过程包括制作一个如薄层外壳般的贴面覆盖牙齿的唇颊侧面。笔者建议陶瓷贴面的最小预备量应不超过0.5mm[33-36]。而目前陶瓷贴面厚度在0.4～0.7mm之间；接近天然牙釉质的厚度。由于陶瓷材料的发展，如今的牙科医生通过制作能够最大限度保存牙釉质的修复体，并且促进更加长期稳定的粘接效果，来展示自己的临床技艺。

关于瓷贴面的牙体预备，文献中列举出不同类型的适应证，从经典的仅预备唇面，到需要覆盖切端以及所谓的"无预备贴面"（见病例5）。

2001年Friedman为这些牙体预备定义了准则，他支持并建议尽可能保留牙釉质的重要性。因为从长远来看，粘接表面保存50%以上的牙釉质以及贴面预备体的边缘都位于牙釉质上，能够更好地获得与瓷贴面的粘接固位[37]。大多数专业人士之所以都做出这样选择，是因为已有研究表明，牙釉质粘接能够保证更高的粘接强度和持续时间。

病例5
瓷贴面美学修复流程

E. Manca

　　两颗上前牙贴面修复的目的是为患者重建一个清新的微笑。图1～图32显示了操作过程。

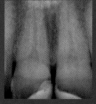 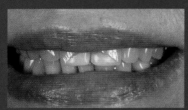 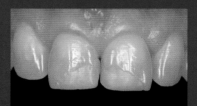 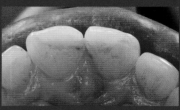

图1　影像学检查。**图2**　初始状态。　　　　　　　　　　**图3**　旧充填体的细节图（唇面观）。**图4**　旧充填体的细节图（舌面观）。

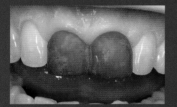 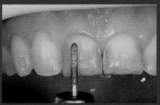 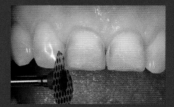 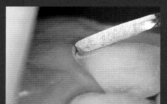

图5　诊断蜡型。　　　　**图6**　唇侧预备。　　　　**图7**　边缘预备完成。　　　　**图8**　去除无机釉。

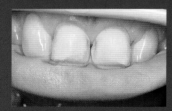 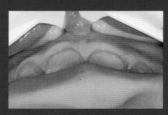 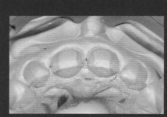 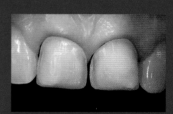

图9　采用硅橡胶指示导板评估切端预备量。　**图10**　检查唇侧剩余牙釉质厚度。　**图11**　两步法取印模。　**图12**　准备临时修复。

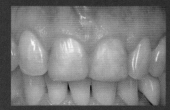 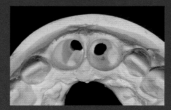 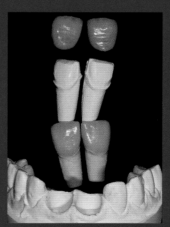 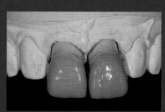

图13　临时修复体粘接完成。　**图14**　可分离代型。　　　　　　　　　　　　　　　　　**图16**　石膏代型上的蜡型。

图15　技工室制作阶段。

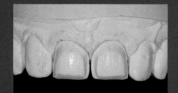

图17 石膏代型。

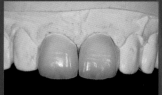

图18 修复体在石膏模型上试戴。

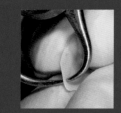

图19 检查修复体厚度。

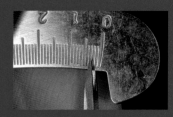

图20 厚度为0.4mm。

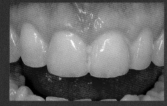

图21 修复体口内试戴。

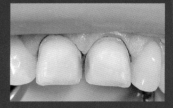

图22 开始粘接。

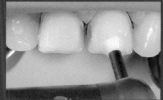

图23 牙体表面清洁。

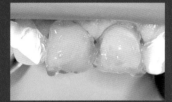

图24 酸蚀。

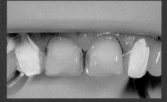

图25 涂布粘接剂。

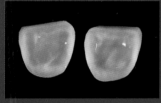

图26 修复体组织面酸蚀。

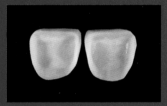

图27 酸蚀处理后的瓷贴面。

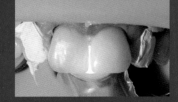

图28 光固化水门汀。

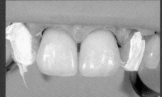

图29 拆除橡皮障前边缘修整。

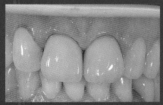

图30 拆除橡皮障后颈部边缘修复。

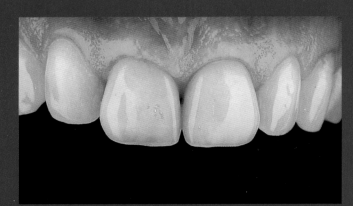

图31 修复后效果。

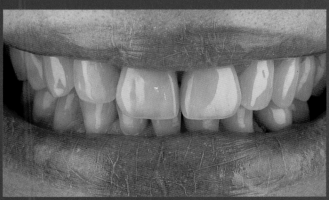

图32 修复完成后患者的微笑像。

瓷贴面可以采用下面所列的不同材料制作而成，材料会影响粘接剂厚度以及粘接流程：

○ 复合树脂。

○ 烤瓷用玻璃陶瓷。

○ 传统长石瓷。

○ 热压铸造陶瓷（白榴石加强型玻璃陶瓷；最常用的一种材料）。

○ 计算机辅助设计/制造（CAD/CAM）数字化材料。

复合树脂

复合树脂是最便宜的可选材料，可以由技师按照传统流程分层堆塑完成，也可以通过CAD/CAM系统切削完成。在第3章我们将讨论两种加工工艺的区别。复合树脂贴面不能保证具有长期稳定的美学效果，因为这种修复体往往不透明，会有变色，并且时常会沿着边缘断裂。此外，复合材料的内在孔隙为菌斑堆积提供了必要环境（图1.25，图1.26）。

烤瓷用玻璃陶瓷

玻璃陶瓷是第一个用于牙科领域的陶瓷材料。它源于中国瓷器，由玻璃相和结晶相填料制成。堆塑成形的瓷粉烧结之后可以使玻璃成分熔化进而包裹住结晶相。这种材料，准确地说应该称为瓷（porcelain）而不是陶（ceramic），具有化学稳定性，美学效果卓越，且经久耐用。抗压强度较高（350～550MPa），抗弯强度不足（20～60MPa）。它主要成分是玻璃，因此没有足够的硬度，这会导致表面微裂纹，应用有局限。

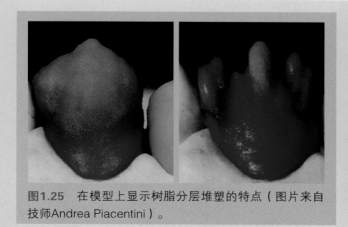

图1.25 在模型上显示树脂分层堆塑的特点（图片来自技师Andrea Piacentini）。

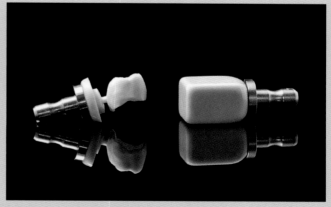

图1.26 可切削树脂块。

传统长石瓷

由于Mclean和Hughes研究了传统长石瓷并将其定义为"加强型陶瓷系统"，即长石和氧化铝加强型玻璃陶瓷，它从20世纪60年代开始出现在市场上。

40%～50%的氧化铝的存在使这种瓷材料的抗弯强度达到120～150MPa，表面微裂纹的扩展速度降低。可用于前牙修复，但由于抗断裂强度较低，不可用于后牙。由于难以获得与天然牙相似的颜色和缺乏透明度，修复后美学效果不足。随后，材料行业试图通过新的材料配比以及瓷粉生产系统来攻克这些难题。在20世纪80年代，玻璃渗透高强度陶瓷基底（In-Ceram）问世，10年后又出现了全氧化铝基底（Techceram®，Techceram；Baildon和Provera®AllCeram，Nobel Biocare Italiana Srl，米兰）。虽然这些产品在机械强度与美学方面都有了明显的改善，但是与牙体组织的粘接仍然存在局限。对玻璃陶瓷的研究发现，通过牙齿表面酸蚀来改变表面结构，可以提高白榴石加强型玻璃陶瓷的粘接强度。这就需要通过热压技术制作修复体。不过白榴石加强型玻璃陶瓷现在不建议用于后牙区或者固定桥修复。随后诞生的二硅酸锂加强型玻璃陶瓷，具有很高的抗弯强度（450MPa）和出色的美学效果。在第3章将深入讨论这种材料的细节。

数字化加工工艺越来越可靠，现在很容易获得具有良好美学效果的5μm厚贴面。有许多材料可用于数字化加工技术，从氧化铝到氧化锆到白榴石，考虑到正在进行的研究，更多的材料预计将随之而来。

牙体预备（图1.27）

贴面修复体可以采用复合树脂或陶瓷材料制作，后者的应用更多见。复合树脂修复体的使用寿命较短，因为材料本身容易变色、磨损、边缘折裂、不透明而且堆积菌斑。

根据贴面修复体厚度和牙体预备方式，可以将贴面修复分为两类：经典贴面修复，如前所述；广为人知的无预备贴面修复，需要特殊的牙体预备技巧。

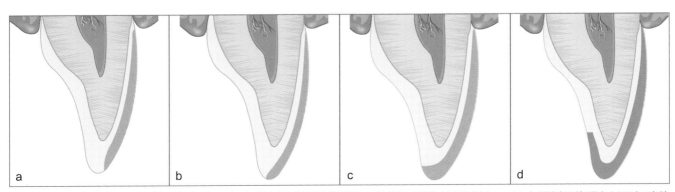

图1.27 贴面修复的不同牙体预备方式。（a）微创开窗型牙体预备，只预备唇面（开窗型）；（b）唇侧牙体预备以及切端的最小预备量（刃状边缘）；（c）切端预备扩展到舌侧面（对接型或切端预备斜面）；（d）牙体预备从切端向舌侧延伸，并预备无角肩台（舌侧无角肩台或包绕型）。

经典贴面修复

在贴面修复前行牙体预备，操作者应该先后预备唇面、邻接面、切端以及在颈部预备刃状边缘或无角肩台。

常见的贴面预备设计有4种，分为以下两大类：

o 第一类：覆盖切端的牙体预备。

o 第二类：不覆盖切端的牙体预备。

4种常见的牙体预备方式如下：

o 微创开窗型牙体预备，只预备唇面（开窗型）。

o 唇侧牙体预备以及切端的最小预备量（刃状边缘）。

o 牙体预备从切端向舌侧延伸，并预备无角肩台（舌侧无角肩台或包绕型）。

o 切端预备扩展到舌侧面（对接型或切端预备斜面）（图1.28）。

无预备贴面修复

在过去的20年里，已经基本确定了无预备贴面修复的适应证。有很多关于无预备贴面的使用逻辑来源于一些公司，或知名研究者和临床医生。然而，大多数无预备贴面的修复建议来自临床实践。这些修复建议并没有给出完善的适应证范围，还容易造成概念的混淆[39-41]。

D'Arcangelo等提出了一种很合理的方案，该方案从患者的选择开始，如果患者的情况允许在不进行牙体预备的情况下就可以进行贴面修复，才会选择无预备贴面修复的方案，并通过选择材料和加工工艺等，逐步指明临床操作和技工室加工流程，并提

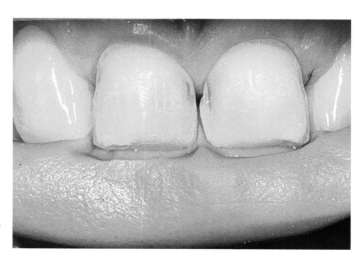

图1.28　贴面修复时切端预备
（对接型）。

供了粘接流程[42]。

　　D'Arcangelo的治疗起点是确定边缘：该技术的关键考量是确定最佳边缘位置；边缘线位于牙齿的外形高点上，避免了无预备贴面的外形偏大（图1.29）[42]。

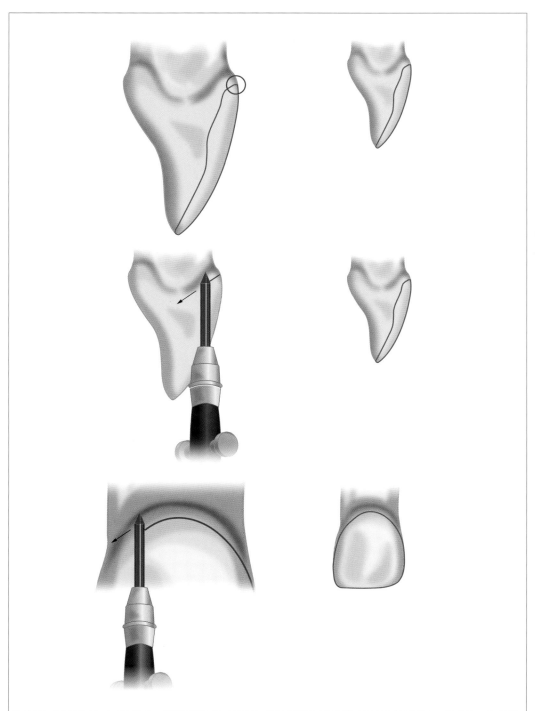

图1.29　根据D'Arcangelo描述绘制的无预备贴面边缘位置示意图。

髓腔固位冠

临床医生最常遇到的修复病例无疑是根管治疗后牙冠部分缺损。

根管治疗后，磨牙失去其生物力学特性。由于去除牙髓和邻近牙体组织，牙齿变得脆弱。

文献中描述最多的修复方式是全冠修复或桩核冠修复[43-44]。两位研究者通过有限元模型研究认为，修复这类根管治疗后牙齿需要仔细分析牙齿的各方面特征。影响根管治疗后修复体应力分布的因素有很多，如：桩的长度、直径、牙本质肩领、修复材料的弹性模量、粘接剂材料等。随着现代粘接技术的发展，髓腔内固位冠是解决这类临床问题的一个可行方法。它是一种单一结构的部分修复体，用于修复冠部的缺损部分。

Dogui[47]在一份病例报告中详细描述了这种修复方法的牙体预备技术，本文将按照他所描述的操作流程进行。其他作者也对这些步骤做了相似的，但是更简明扼要的描述[48-49]。

采用髓腔固位冠修复，牙体预备时需要秴面磨除量至少2mm，以便在牙冠的颈部获得一个在端端对接型的修复体边缘。修复体边缘必须在龈上，所有不足2mm厚度的轴壁部分必须去除。

髓腔固位冠的预备体边缘高低不同，需要通过平缓的不超过60°的坡度相连，以避免形成阶梯状。在秴面预备时，可采用锥柱状的金刚砂车针，以平行于秴面的角度进行预备。随后，采用金刚砂圆盘车针检查各方向上的预备量，确保预备体表面平坦。

可以采用锥柱状车针预备髓腔侧壁，获得一个约7°的聚合度，以便修复体从牙齿冠部延续至髓腔内和根管口。车针方向与牙长轴方向一致，施加轻压力，避免触到髓室底。

过度地去除牙髓腔侧壁上的牙体组织会减少可用的牙釉质的厚度和宽度。髓腔内预备深度至少为3mm。

通畅根管口，去除不超过2mm的牙胶，以便在髓腔内形成一个马鞍形的结构。这一步操作需要采用非磨削型工具，以保证根管口的完整性。

最后采用玻璃离子水门汀封闭根管口，以保护根管入口，到这里牙体预备就结束了。

将印模送到实验室进行修复体制作（见病例6）。

髓腔固位冠是磨牙区的理想修复方案，特别是在牙冠受损明显、钙化或根管狭窄的情况下。如果不可能获得良好的粘接效果，如果髓腔深度不足3mm，或颈部牙体组织厚度不足2mm，则为禁忌证。

病例6
特殊病变的根管治疗后牙齿使用髓腔固位冠修复（图1～图5）

M. Gagliani

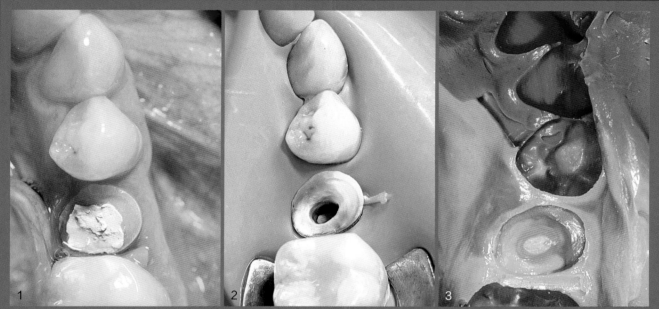

图1～图3　尽管剩余牙体组织很少，但是存在360°牙釉质；髓腔固位冠可以保存珍贵的牙釉质结构，而采用其他修复方式则不得不将牙釉质磨除。

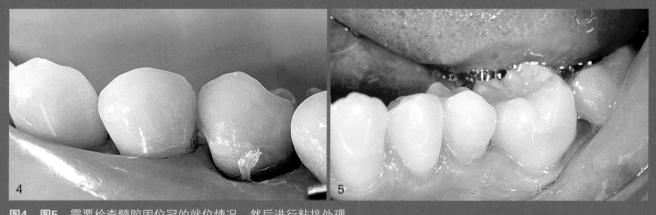

图4，图5　需要检查髓腔固位冠的就位情况，然后进行粘接处理。

全冠修复的牙体预备
Complete crown preparations

U. Campaner · E. Manca

　　全冠的牙体预备是一项重要的可选治疗方案。正如我们前面所说的，遵循基本的生物学、力学和美学原则是至关重要的。有时我们应该以终为始，根据预期的治疗结果选择用哪种粘接方式？显然，临床病例的基本情况会影响修复方式，从而影响牙体预备的类型和修复材料，但对粘接固位方式的反思可以帮助我们制订正确的治疗计划。熟悉不同类型的牙体预备设计有助于理解修复体和水门汀粘接系统之间的关系。牙冠和预备体之间的修复空间应根据所使用的水门汀类型进行调整。我们需要明白，每个水门汀系统都需要特定的厚度，因此我们需要根据所选的水门汀系统来考量预留的水门汀粘接层厚度：如果不够，修复体的稳定性就会受到影响；如果过量，则水门汀用量过大，无法达到理想的物理学及力学性能。

　　在对全冠修复的牙体预备分析中，我们将分析使预备体具有一定固位型以达到基本的机械固位的重要性。修复体粘接是整个治疗过程的最后一步，但修复体不能仅靠粘接剂固位。

　　了解牙体预备方面的知识有助于选择合适的水门汀粘接剂，具有较好的流动性，能够均匀地分布在预备体的各个侧壁上，多余的粘接剂能够轻松地在边缘处清除，不会造成修复体不完全就位而形成咬合干扰。

全冠修复的牙体预备

当牙列的临床情况不适合部分修复，则需要行覆盖牙尖的全冠修复，或当多颗牙需要修复时，行固定桥修复。临床医生需要根据牙齿的状况和其他检查结果做出治疗选择。以下是在选择治疗方案前需要考虑的一些因素：

- 全面的病史可以准确地反映患者的整体健康状况。
- 为评估余留牙列和牙周组织的状况而进行细致的检查。
- 咬合关系和牙齿功能的评估。
- 患者口腔卫生习惯评估。
- 仔细考虑患者的依从性和治疗期望。
- 仔细分析修复体的优点、缺点和可能的长期后果。
- 从临床和机械力学角度对潜在并发症和缺陷进行评估。
- 仔细的成本分析。

治疗决策的制订

如果从患者自身和牙周的角度来看所选择的治疗方案没有特别的禁忌证，临床医生必须评估待修复牙齿的临床状况。首先，临床医生必须考虑牙齿是否为活髓牙。如果是活髓牙，牙体预备过程可能会危及牙髓活力，临床医生必须确定，如果患牙需要行牙髓切除术，能否通过树脂充填的方式来保护牙髓活力。下一步根据粘接类型选择修复材料，并记住粘接过程中需要上橡皮障[1]。如果应用橡皮障会部分影响材料的选择，这反过来又会影响牙体组织量，为了获得足够的粘接操作空间，需要磨除适量的牙体组织。

重述一遍，我们有很多可选的修复材料。除了需要考虑修复体厚度，我们还应该熟悉各类材料制作的修复体的平均存留时间。笔者将描述一些5～10年的回顾性或纵向研究报告的生存率。数据是令人鼓舞的，已经集中在表格中列举出来，除了一项研究之外。该研究考虑了存在口颌系统副功能的患者；因此，在极端情况下，修复体的存留时间是选择修复方式和选择理想材料时需要考虑的重要参数（表2.1，表2.2）。

表2.1　文献列举不同材料制作的单冠的存留率

材料	研究时间	单冠数量（颗）	随访时间（年）	失败数量（颗）	生物学并发症	机械并发症	存留率（%）	作者
金合金烤瓷	1984—2008	2340	10	133	101	8	94.32	Walton[2]
	1984—2009	997	10	174	157	17	82.55	Behr[3]
	1996—1997	190	10	43	N.A.	N.A.	77.37	Reitemeier[4]
钴铬烤瓷	2006—2012	72	5	3	0	3	95.83	Ortorp[5]
	1999—2007	12	7	1	1	0	91.67	Eliasson[6]
氧化锆	2005—2010	1132	5	65	N.A.	N.A.	94.30	Monaco[7]
二硅酸锂+饰瓷	2003—2012	104	5	6	N.A.	N.A.	94.08	Gehrt[8]
二硅酸锂	1998—2009	261	10	6	0	6	97.70	Valenti[9]

N.A., 无可用数据。

表2.2　可能的临床情况下2013年AIOP建议的材料的最小厚度

临床情况	细节		材料		最小厚度（mm）
一般标准	美学效果好		氧化锆		1
	变色		可酸蚀陶瓷		0.5
前牙区：单颗变色牙	重度变色		氧化锆		0.6 ~ 1
	中度变色		二硅酸锂+饰瓷		0.7 + 0.3
			单一结构二硅酸锂		1
	没有变色		白榴石，高透HT二硅酸锂		0.3 ~ 0.8
			不使用氧化锆		
前牙区：单牙修复	无机械固位 修复切端磨损或其他非龋原因的缺损，采用非机械固位的瓷修复体		不使用氧化锆		
			二硅酸锂		
			白榴石		
	部分修复：不需要水门汀粘接，需要修复空间与金属烤瓷冠接近		不使用氧化锆		
	全冠：余留牙体组织量是抵抗咬合和咀嚼应力的主要因素		采用金属基底或氧化锆基底制作双层结构修复体所需厚度参考	轴面	1.2
				殆面	1.5
			单层修复体所需厚度参考	轴面	0.5
				殆面	1.5
			玻璃渗透氧化锆	殆面	0.6

牙体预备

牙体预备需遵循一系列通用的规则，这些规则适用于所有固定桥与全冠修复。

几何空间内的牙体预备是修复体制作的基础，它提供了必要的空间来容纳制造修复体的材料。磨除牙体组织时应采取最保守的方式，时刻记住修复体的目的是替换缺损的组织以及保护余留的健康组织。让我们对比以下几种修复体的牙体预备量[10-11]：

- 金属–烤瓷：轴面1.5mm（0.3mm基底冠，0.2mm遮色层，1mm饰面瓷）。
- 长石瓷：前牙区轴面1.0mm，切端1.5～1.0mm；后牙区功能尖及非功能尖1.5mm。
- 二硅酸锂：前牙区轴面1.0mm，切端1.5～1.0mm；后牙区轴面1.5mm，功能尖及非功能尖1.5mm。
- 单一结构二硅酸锂：前牙及后牙区轴面1.0～1.2mm。
- 氧化锆：轴面1.5mm（0.5mm基底瓷，1mm饰面瓷）；前牙及后牙区轴面1.0～1.2mm（图2.1，图2.2）[7]。

牙体预备时将采用指示沟技术或按诊断设计进行。

指示沟技术

指示沟技术需要使用标准车针在牙齿表面预备特定深度的指示沟。去除位于两个指示沟之间的牙体组织，可以均一地预备牙齿各表面。按照这个步骤进行牙体预备，是遵循本文后面所描述的治疗原则的（见38页"指示沟技术"）。

按诊断设计牙体预备

按诊断设计牙体预备技术需要在预备之前完成几个步骤，例如制作诊断蜡型、诊断饰面，制作透明的硅丙烯酸树脂导板作为牙体预备导板。这样可以根据具体病例进行个性化牙体预备（见病例）。

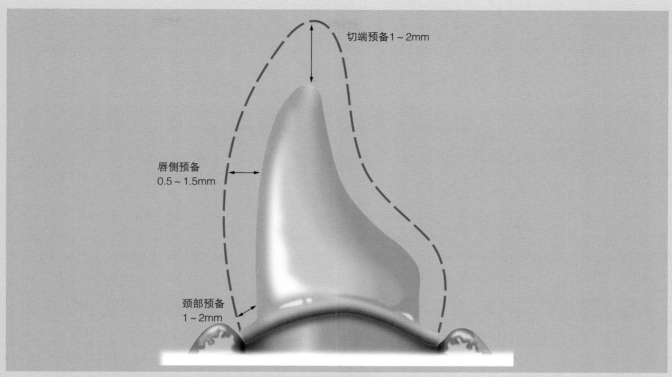

图2.1　前牙修复体平均厚度的示意图并且依赖于具体选择哪种修复材料。

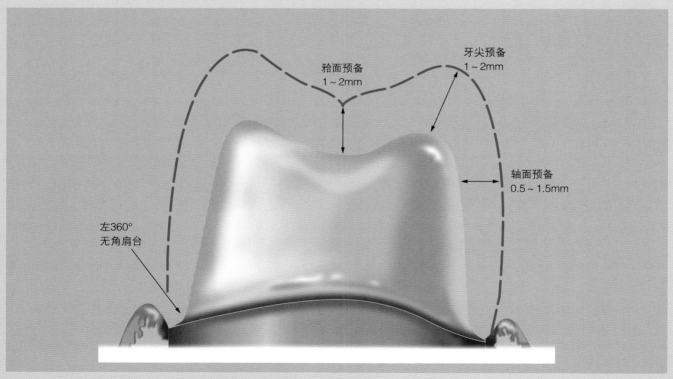

图2.2　后牙修复体平均厚度的示意图并且依赖于具体选择哪种修复材料。

指示沟技术

1 初始状态

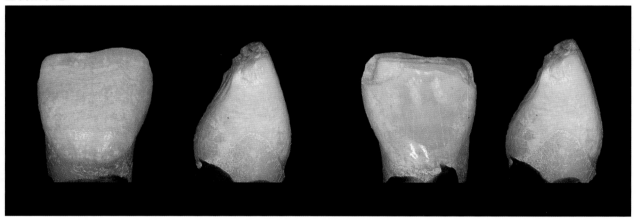

2 水平指示沟

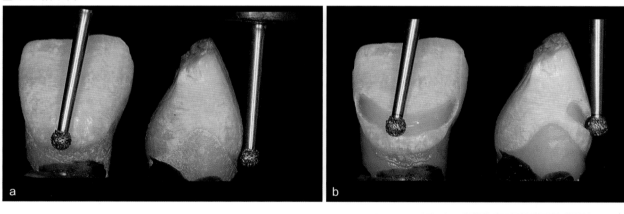

a

b

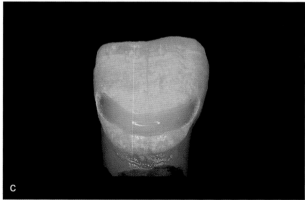

c

（a）使用圆球形金刚砂车针预备唇侧水平指示沟的位置；
（b）使用圆球形金刚砂车针预备唇侧水平指示沟；
（c）唇侧水平指示沟。

3 垂直指示沟

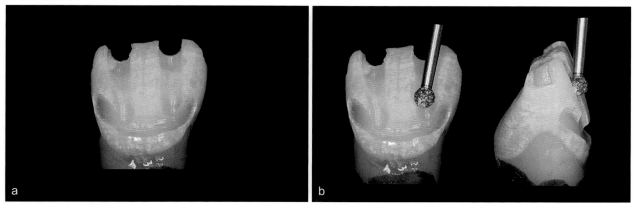

（a）预备唇侧垂直指示沟；（b）使用圆球形金刚砂车针预备唇侧垂直指示沟。

4 舌侧指示沟

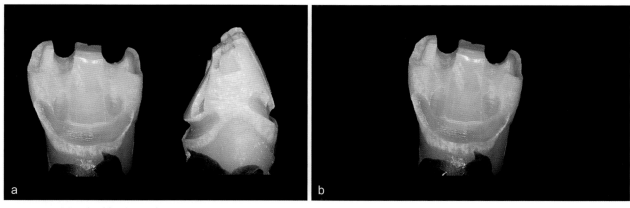

（a）在舌侧依次重复前两步操作；（b）舌侧指示沟。

5 切端边缘

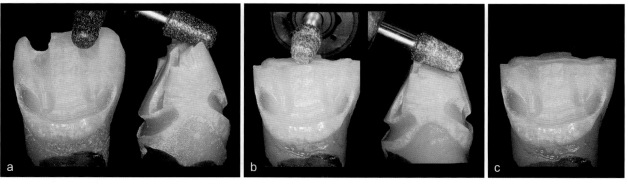

（a）指示切端预备量；（b）切端磨除方式；（c）切端预备。

（接下页）

（接上页）

6 唇侧及舌侧的颈部1/3

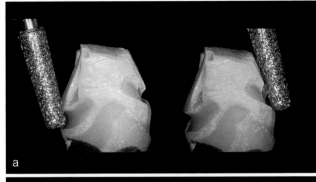
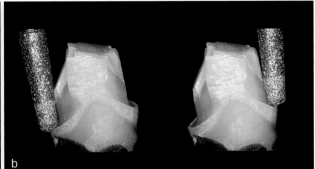
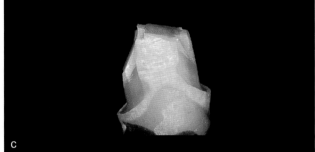

（a）唇侧及舌侧的颈部1/3处预备；
（b）预备颈部1/3，注意钻针的角度；
（c）颈部1/3预备完成。

7 舌侧窝

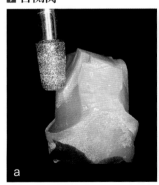
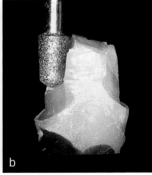
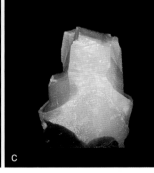
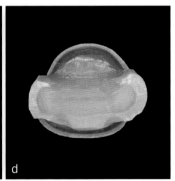

（a）舌侧窝预备时车针的位置；（b）舌侧窝预备；（c）舌侧窝预备完成；（d）预备体𬌗面观。

8 邻面预备（唇侧和舌侧入路）

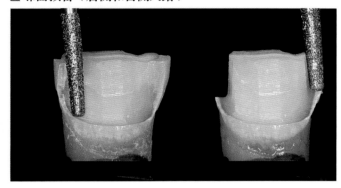

从唇侧和舌侧入路预备邻面。

9 斜面预备

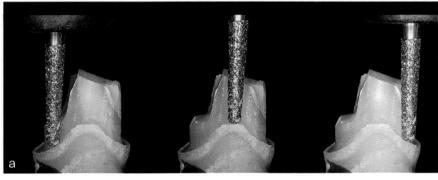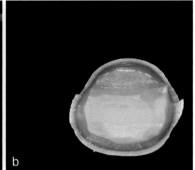

（a）所有牙面都需要预备斜面以便去除锐边；（b）需要预备斜面的牙面。

10 中部1/3

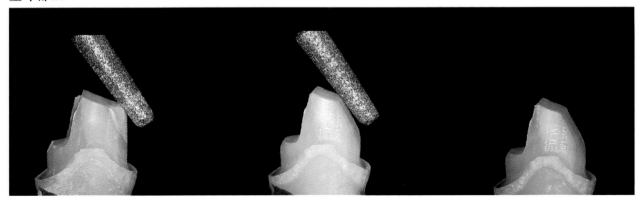

预备中部1/3。

（接下页）

（接上页）

11 预备斜面阶段

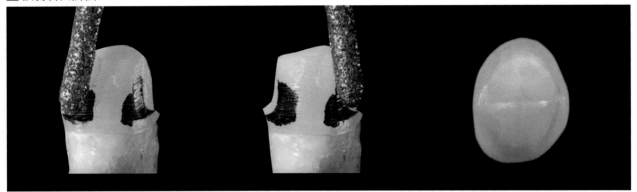

预备圆钝轴角。

12 牙体预备完成

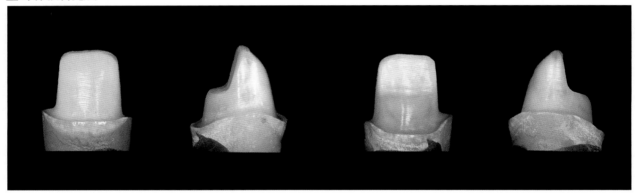

所有表面轴角都是圆钝的，预备体看起来很光滑。

病例
按诊断设计牙体预备

E. Manca

　　该病例描述了使用6个玻璃陶瓷贴面逐步完成前牙区美学修复过程（图1～图7）。

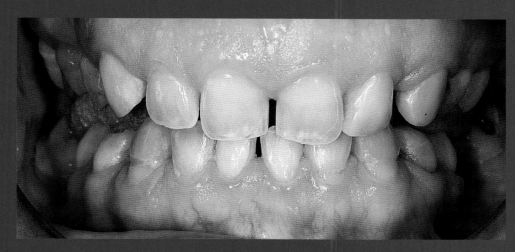

图1 初始状态。

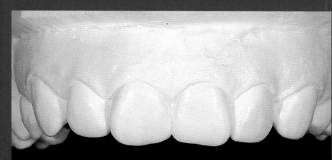

图2 通过诊断蜡型翻制的石膏模型。

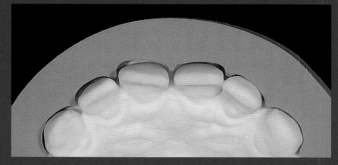

图3 通过诊断蜡型制作的硅橡胶指示导板。

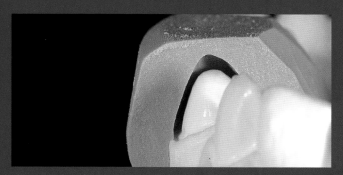

图4 通过硅橡胶指示导板评估预备厚度以及部位。

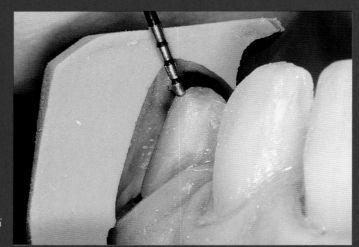

图5　通过硅橡胶指示导板评估剩余牙体组织厚度。

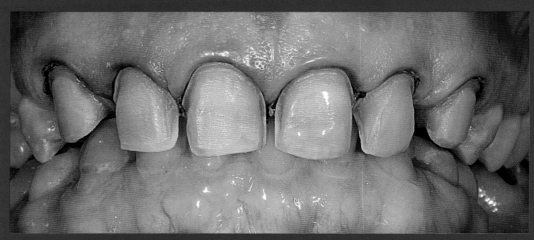

图6　预备体。

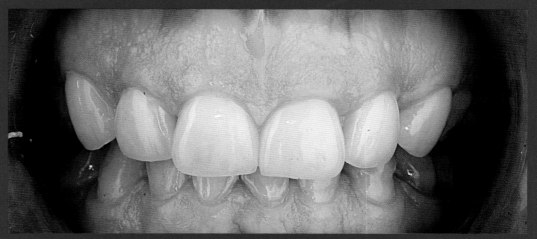

图7　最终修复效果。

理想修复体长期成功的决定因素

牙体预备的目的应该是创造一种形状，以保护修复体不受咀嚼过程中的力量干扰造成脱位。应用这些牙体预备规则将有助于实现治疗目标，并产生所谓的固位力。因此，有必要研究获得最理想的预备体形状的方法（图2.3）。

预备型应该保证修复体的固位，换句话说，就是抵抗沿着牙体轴脱位的能力。根据Goodacre的研究[14]，固位力可以通过轴面在冠-根向形成10°～20°聚合度来实现。

这个数值的意义在于它的比例性：预备体越接近圆柱形（聚合度越小），固位力就越大（图2.4，图2.5）。

此外，预备型还必须保证修复体的稳定性，换句话说，抗剪切力位移。根据Goodacre的研究[14]，为了达到这一结果，上颌与下颌磨牙预备体的龈𬌗向最小尺寸为4mm，前牙和前磨牙的龈𬌗向最小尺寸为3mm（图2.6）。

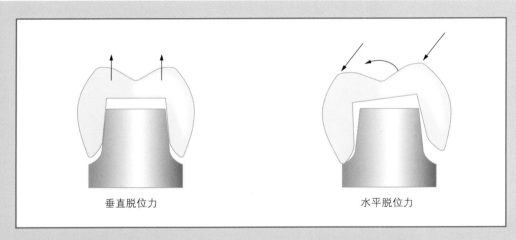

垂直脱位力　　　　　水平脱位力

图2.3　脱位力示意图。

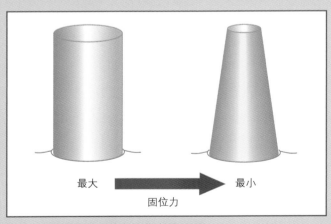

最大　　　　　　　最小
固位力

图2.4　固位力：形状与固位力的关系。

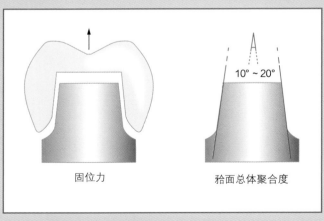

固位力　　　　　𬌗面总体聚合度

10°～20°

图2.5　固位力是修复体抵抗沿牙长轴方向脱位的能力，与预备体的聚合度相关。

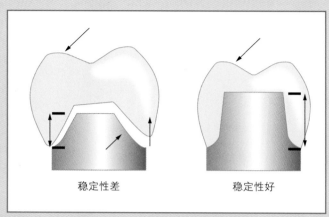

图2.6   稳定性是修复体抵抗倾斜脱位力的能力，与预备体的高度相关。

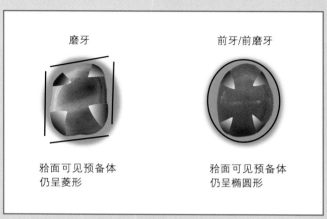

图2.7   保留牙齿原始宏观解剖形态与角度。

固位力与稳定性这两个因素是相互联系的[16]。当一些病例无法获得理想的预备体高度，那么如果能够减少聚合度角度增加固位力，则可以同时提高稳定性。

固位力与稳定性代表最主要的固位体系，如果不能满足前面提到的这些条件，则有必要预备辅助固位沟、箱形固位型以及邻面固位沟等来增加固位力[17-18]。

第三个会影响修复体稳定性的参数是：预备体颊舌径与龈𬌗径的比值。Goodacre[14]建议将这一比值保持在0.4%左右；中切牙、尖牙与前磨牙可达到这一比值，但是磨牙的该比值降低至0.2%~0.3%。由于这项比值较小，牙体预备的操作者需要注意控制聚合度和预备体高度至少要达到4mm。

无论如何，在牙体预备时一定要保留牙齿原本的宏观解剖形状特点，这一原则非常重要，一定要遵循。保留原始的牙齿形状与轴面交角的角度有助于提高修复体的稳定性（图2.7）。

在了解了如何进行牙体预备以获得稳定和持久的修复效果之后，让我们讨论与活髓牙相关的牙体预备的基本内容，其中牙髓保护是必要条件（基本要求）。

一定要选择专门为了某种预备特定形态而设计的车针，记住以下几点：

o 钻针的形状、直径以及钻针尖的角度，都是为了特定类型的牙体预备而设计的（图2.8）。

o 金刚砂车针的砂粒度影响切割能力。粗砂粒和超粗砂粒适用于牙体预备的初始阶段，因为它有很高的切割效率。细砂粒与超细砂粒钨钢车针、阿肯色石车针，以及手工凿等适用于精修预备体。

o 定期更换车针，尤其是活髓牙的牙体预备时。当钻针的切削能力下降，将不由

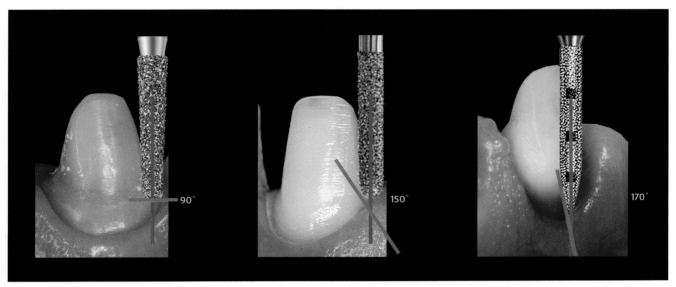

图2.8　钻针与预备型的关系。

自主地在牙体预备时加压，从而导致温度升高，损伤牙髓活力。

○ 使用高速涡轮机或角度手机总是导致钻针温度的增加，这会传递到牙齿。根据
　Zach和Cohen[19]的说法，无喷水冷却的旋转设备应该以低转速工作，与牙本质
　间断性地接触，每个周期不超过20秒。反之，如果钻针以25～50mL/min的水冷
　高速工作，那么牙髓温度上升幅度仍在0.7℃和1.8℃的可接受范围内。

医生需要在牙体预备时决定边缘线的位置：换句话说，修复体在什么位置与预备
体边缘相遇并封闭。有3种选择：

❶龈上边缘：边缘位于牙龈的冠方。整个边缘都是显露的，肉眼可见，在治疗和
　复查的各个阶段都容易确认。修复体采用现代的非金属材料[20]。

❷齐龈边缘：边缘位置与牙龈缘平齐。在治疗和复查的各个阶段都可探及边缘。
　修复体需要定期抛光以减少菌斑堆积，这容易造成牙龈退缩以及边缘暴露。

❸龈下边缘：预备体边缘位于龈沟内，在牙齿与黏膜之间。在牙体预备时，医生
　需要确保不侵犯生物学宽度。临床治疗不那么简单，修复体需设计合理的穿龈
　轮廓以免干扰牙龈组织[21-22]。因为各种各样的原因，我们可能倾向于制备这类
　龈下边缘，例如：为了增加预备体高度需要将预备体边缘置于龈下，或为了去
　除腐质（图2.9）[14]。

牙体预备可根据预备体形态进行分类（边缘线或边缘区域），这代表预备的牙齿
本身和修复体之间的边缘。

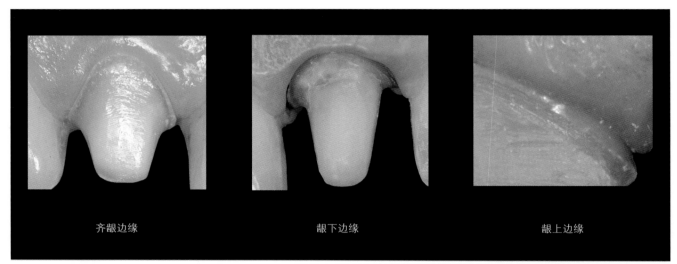

齐龈边缘　　　　　　　　龈下边缘　　　　　　　　龈上边缘

图2.9 边缘位置。

在一项纵向研究中，Shätzle和合作者观察了具有良好至中度口腔卫生的生活富裕的男性26年。以下是他们的研究结果：

○ 边缘越深，侵入生物学宽度的可能性越大。

○ 微生物菌群的转移与具有较高"牙周破坏"风险的革兰厌氧菌群侵入。

○ 如果边缘突破了上皮结合（生物学宽度），就会引起结缔组织纤维的不可逆炎症。

○ 上皮组织为了扩大面积会向根方迁移。

○ 边缘越深，牙周袋越深，厚牙龈型与薄牙龈型都会发生牙龈退缩。

牙体预备的分类

回溯到1982年，Pardo描述了两个主要类别（图2.10）[24]：

○ 垂直型牙体预备：边缘平面的方向与牙长轴平行。

○ 水平型牙体预备：边缘平面的方向与牙长轴垂直（图2.10）。

这种分类并不适用于一些边缘平面既不是垂直的（平行于牙长轴）也不是平行的（无角肩台、50°肩台等）预备体。文献中描述的第二种分类将预备体划分为3个主要类别（图2.11）：

❶ 常规边缘线。

❷ 复合边缘线。

❸ 边缘平面。

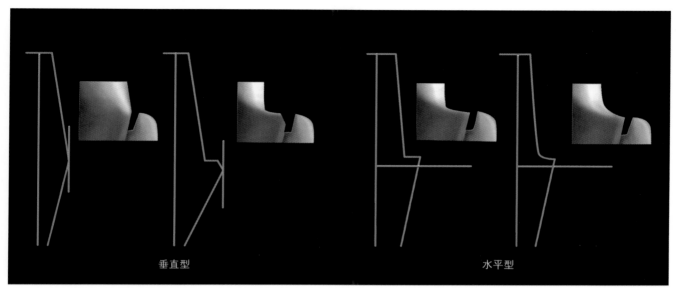

图2.10　根据Pardo对全冠牙体预备的分类。

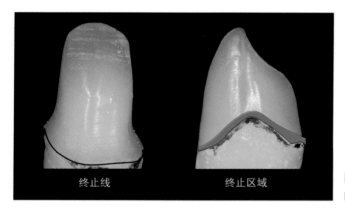

终止线　　　　　　终止区域

图2.11　水平型与垂直型牙体预备的差异。

常规水平边缘线的牙体预备

　　这类修复体的形状由位于颈部或牙龈处的一条线来界定。这些预备体由于边缘清晰可见，也被称为具有边缘终止线，修复体在此处形成边缘封闭。在这种情况下，由临床操作者决定修复体边缘的位置。

　　理想情况下，预备体边缘应该是一条规则的、光滑的曲线；根据一些学者的研究，边缘的清晰度和在龈沟中的正确位置（避免侵犯生物学宽度），是最终预备体最重要的特征。预备体的颈部边缘预备不当或者位置不正确，会导致生物学和美学方面的并发症，如慢性牙龈炎、牙龈退缩或在薄龈生物型出现金属边缘外露。

常规边缘线预备包括以下几种类型，是以预备时所用车针的尖端形态来命名的：

○ 90° 肩台（内角圆角或直角）。

○ 圆肩台。

○ 50° 肩台，等同于135° 肩台（McLean）[24-25]。

○ 无角肩台（预备钻针的尖端与轴面大约成150° ）：

  ▶ 经典型无角肩台；

  ▶ 较深型无角肩台；

  ▶ 改良型无角肩台。

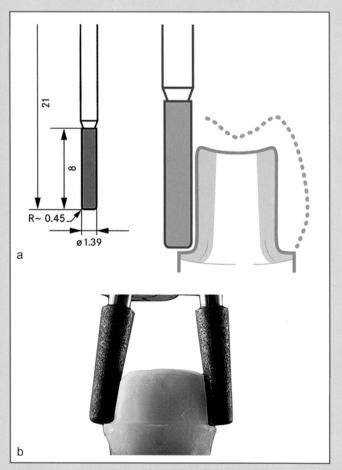

图2.12 （a）预备90° 直角肩台所用车针；（b）（右）内角直角的90° 肩台以及（左）内角圆角的90° 肩台。

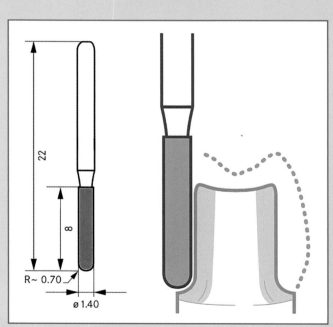

图2.13 预备圆肩台所用车针。

内角直角或圆角的90° 直角肩台

在1904年发表的一篇文章中[26]，Edward Spalding首次详细描述了如何制作全瓷冠，并清楚地展示了肩台边缘线。与Land一起，Spalding提出了一套完整的肩台边缘线的概念，这保证了全瓷冠的厚度均匀，并促进了作为基质的铂片的就位。

90° 肩台包含一个内角，是由预备体轴面与肩台的水平面相交而成的，这个内角可以是直角或圆角。如今，内角为直角的肩台已经不再使用了，因为制备这个形态需要磨除更多牙体组织，容易形成倒凹，更重要的是，这一形态会在颈部造成应力集中，进而影响水门汀在边缘区域的均匀分布[24,27]。内角圆钝的90° 肩台没有锐利的内角，避免应力集中在修复体边缘，促进水门汀的流动性，与内角直角的肩台相比，牙体预备量更少（图2.12a，b）。

圆肩台与90° 肩台有所不同，因为颈部的平台区不是一个线性平面，而是由凹面构成的。这种预备类型需要使用尖端为半球形的车针，预备深度为车针直径的一半。这种预备类型与较深型的无角肩台比较相似（图2.13）。

50° 肩台

Martignoni[25]和Kuwata命名的50° 肩台等同于McLean和Wilson命名的135° 肩台[28]。这两种边缘，表面上有所不同，但实际上只相差5°，换句话说，这是一个无关紧要的差值。这种差异取决于角度的测量方法。McLean计算肩台平面与牙齿轴面所形成的角度；Martignoni和Kuwata考虑了肩台平面和垂直于牙长轴的水平线所成的角度。因此，Martignoni和Kuwata的50° 肩台在临床上相当于McLean的135° 肩台（图2.14）。

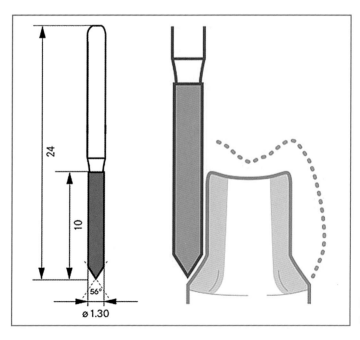

图2.14　预备50° 肩台所用车针，等同于135° 肩台。

无角肩台

无角肩台是指没有内角的边缘设计，基本上是由颈部与轴面之间的凹面组成的。根据凹面形态，可将无角肩台分为几种类型。

经典型无角肩台

凹面不明显，预备时采用弧形或尖端为弧形的钻针。钻针的尖端是由一个带有尖头的2/8球体组成。颈部台阶相对于牙长轴倾斜150°（图2.15）。

较深型无角肩台

颈部肩台表面弯曲处有明显的凹陷。这种类型的无角肩台很像一种圆肩台，一些学者将其定义为短无角肩台[25]。

无角肩台边缘线的预备深度是由具有足够抗力的金属修复体所需要的最小厚度和达到合理的穿龈轮廓所需要的最小空间所决定的[14]。文献推荐的预备深度为0.3 ~ 0.5mm[11]。

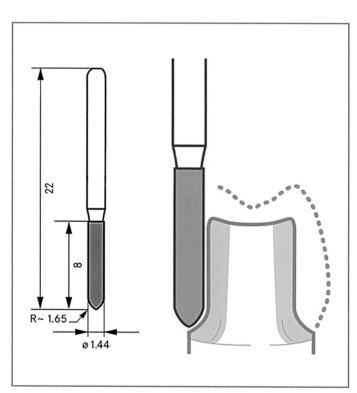

图2.15　预备经典无角肩台所用车针。

改良型无角肩台

　　Massironi与Battistelli在21世纪初首次描述了这种改良型无角肩台（框2.1），钻针尖端刻意变得圆钝，不仅为了避免在预备边缘线的过程中形成锐边，而且为修复材料提供一个比经典无角肩台更充足的修复空间。采用Komet品牌的钻针可以比较圆肩台和经典无角肩台的预备体形态，以便说明为什么改良型无角肩台可能是更好的选择（图2.16）。

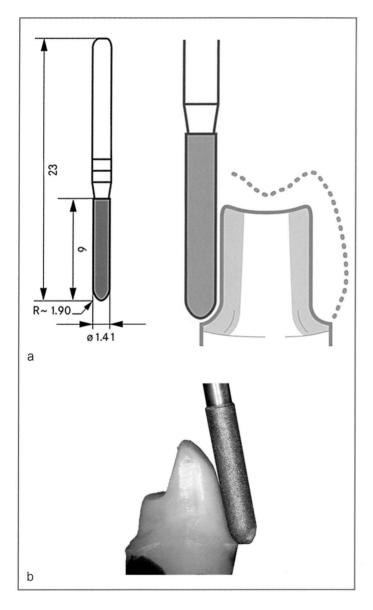

图2.16 （a）Massironi提出的改良型无角肩台；（b）圆肩台示例。

框2.1 Domenico Massironi改良的无角肩台

　　改良型无角肩台是一种将经典无角肩台与圆肩台的优点结合在一起的预备方法。通过将下面3种预备方式的比较有助于理解改良型无角肩台的起源。

圆肩台

预备钻针的尖端为180°，也就是半球形。考虑到牙体预备时需要控制预备深度为钻针直径的一半，那么也就是90°球形，转换为角度值为135°。

经典无角肩台

预备钻针由两个1/8球形组成，顶部有一个尖头。呈典型的椭圆形或带尖的弧形。

从牙周角度来看，预备无角肩台的创伤性比圆肩台小（45° vs 90°）。考虑到钻针的几何结构，这无疑是一种保存牙体组织的预备方式。这种预备方式需要一定的牙体预备技巧，以避免预备深度超过钻针直径的一半，可能会导致边缘处形成飞边（图2.17a）。

改良型无角肩台

这是在经典型无角肩台基础上，将预备钻针的尖端进行了一些改进，特意做成了较为圆钝的尖端，以避免在预备时形成明显的飞边，同时预备体边缘能够形成一个对修复体材料有更好支撑作用的表面。

从这个角度来看，改良型无角肩台可以被定义为一种通用的预备方式，适用于任何类型的修复材料：金属、金属–烤瓷或全瓷（图2.17b，c）（Komet，意大利）。

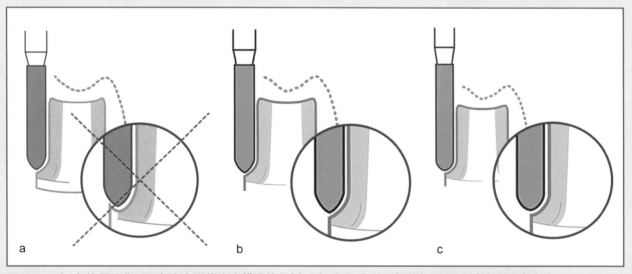

a　　　　　　　　　b　　　　　　　　　c

图2.17 （a）使用经典型无角肩台可能产生错误的示例；（b）经典型无角肩台；（c）改良型无角肩台。

复合边缘线的牙体预备

这种边缘设计是通过将常规边缘线最靠近根方的部分预备出一个斜面来实现的。这样，我们可以在无角肩台处辨识出斜面。

根据修复学术语的词汇表，斜面是沿着终止线或预备体肩台走行的倾斜边缘。

斜面预备可以采用以下两种形状的钻针：橄榄球形和鼠尾形钻针（图2.18）。

根据McLean和Wilson的研究[28]，斜面与主边缘线的成角应该在35°～75°之间。斜面与常规边缘线所成角度越大，预备体与修复体边缘区之间的边缘差异越小[31-32]。

这种边缘设计现在已经不再应用了，对于临床医生来说操作复杂。与简单边缘线相比并不存在临床优势。

McLean和Wilson的研究表明[28]，当斜面与牙长轴成角小于10°时，预备体与修复体边缘之间的差异也会缩小。然而，如大量文献所示，水门汀的存在会令这一情况有所改变：水门汀的层厚会阻碍修复体在牙齿上完全就位，尤其是当斜面几乎垂直时，也就是与牙长轴基本平行（成角为0°～5°）。因此，正如Gavelis所述[31]，有必要区分咬合匹配（即在没有水门汀的情况下修复体与预备线之间的差异）和边缘封闭性（即在有水门汀的情况下的边缘差异）。水门汀的厚度会导致边缘差异，因此，根据Gavelis得出结论，采用无斜面肩台或无角肩台，水门汀具有更好的流动性，因此修复体能够更好地就位，减少边缘不密合的风险（图2.19）。

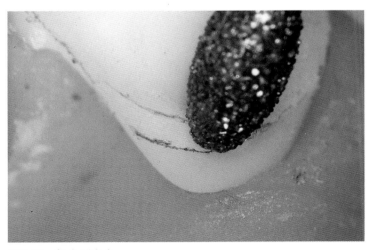

图2.18 复合型肩台。

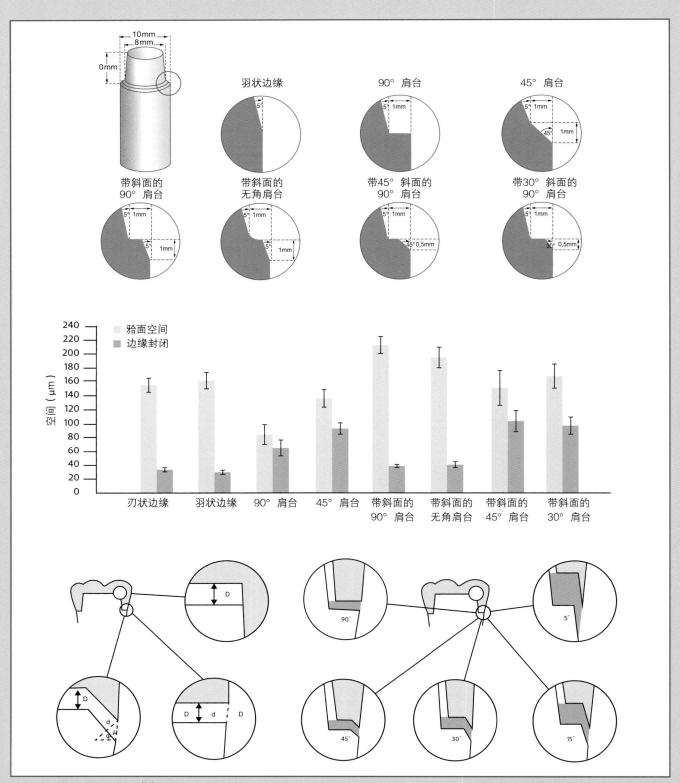

图2.19 边缘封闭的精度[31]。

垂直型牙体预备

垂直型预备是指牙齿预备的终止位置为一个表面或区域（图2.20）。

在这类预备方式中，修复体的终止位置在这个区域之内，具体位置由临床医生根据患者的生物学宽度来确定。

根据所用的预备钻针形状，垂直型牙体预备包括以下两类：

o 刃状边缘。

o 羽状边缘。

这两种方式都需要预备出终止区域，但是最终预备体的形态有差异。刃状边缘或羽状边缘预备已广泛应用于牙周病损的病例[33]，也经常用于牙周手术过程中的牙体预备[34]。

刃状边缘

预备刃状边缘要使用中等尺寸的裂隙样钻针，这使得预备体轴面与牙长轴之间成角小于180°（图2.21）。这种预备方式下，预备体的轴面与未预备的牙体组织之间的边界很容易分辨[35]。这是一种非常保守的预备方式，但它导致预备形状过于圆锥化，会破坏修复体的固位力与稳定性。此外，在这种边缘设计中，牙齿颈部的预备量不足（修复材料的空间更小，龈沟内牙体预备量不足）。

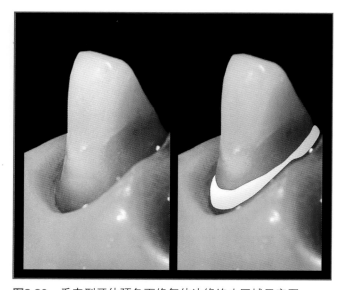

图2.20　垂直型牙体预备下修复体边缘终止区域示意图。

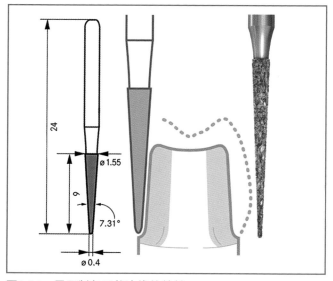

图2.21　用于制备刃状边缘的钻针。

羽状边缘

这种类型的预备体轴面与未预备的部分过渡地平滑连续[35]，并且轴壁非常平行（图2.22）。

这项技术是由Morton Amsterdam在20世纪60年代描述的"长无角肩台"预备技术基础上发展而来的，适用于牙周支持组织丧失以及病理性牙龈退缩的病例。

Carnevale以及同事们在20世纪90年代分析了采用垂直型预备技术进行牙体预备后，牙体–牙周组织复合体的愈合情况，牙周组织对边缘位置以及修复体精度的反应[34]。他们的研究结论证实，羽状边缘可以被确认是一种正式的牙体预备设计，可以同样用于牙周组织健康的牙齿。这种牙体预备需要采用较长的无角肩台钻针[36]。

与刃状边缘相比，羽状边缘在牙颈部的预备量更多，从而为修复材料留下更充分的修复空间。

当预备了终止线时（经典肩台或无角肩台），终止线的位置是由医生临床操作时决定的，然后通过印模将边缘信息传递给技工室，而在垂直型牙体预备时（换句话说就是没有终止线）修复体边缘由医生在工作模型上确定[24]。

印模复制的预备体龈下区域，是医生可以自由决定放置修复体边缘的空间范围（图2.23a～c）。

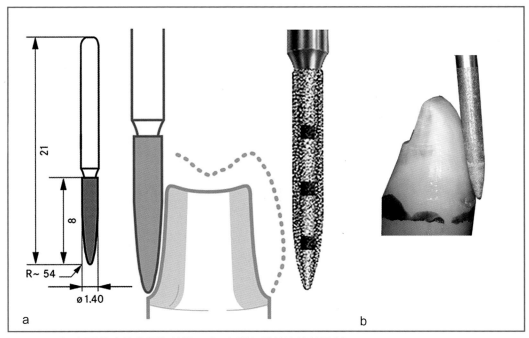

图2.22　（a）羽状边缘的预备钻针；（b）预备羽状边缘的示例。

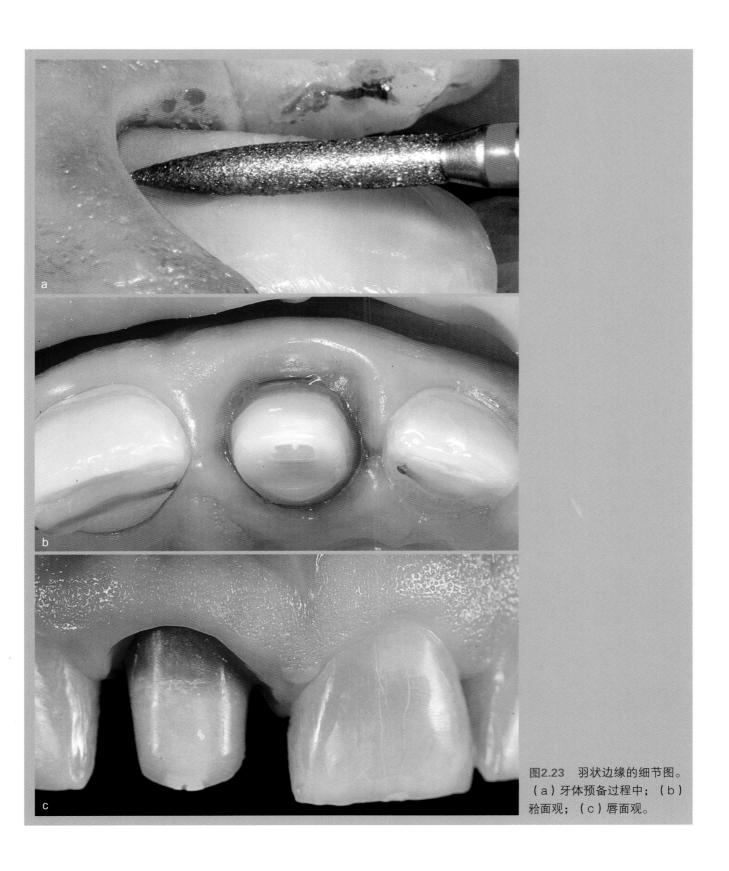

图2.23　羽状边缘的细节图。（a）牙体预备过程中；（b）殆面观；（c）唇面观。

帮助临床医生选择牙体预备类型的标准包括：

❶ 易于牙体预备的可能性，以避免磨除太多的牙体组织（保存健康牙体组织原则），不要留下太多无机釉。

❷ 预备一个精确的边缘的可能性，取印模时可以清楚地辨别，可以是传统印模也可以是数字印模，边缘代表了传统蜡型或数字化修复体设计的终止线。

❸ 为修复材料创造足够空间的可能性，以满足修复体的抗力和美观要求（图2.24）。

让我们来总结一下必须向技师提供的重要信息来结束这一章。

○ 终印模，对颌牙印模及咬合记录。如今我们可以选择取硅橡胶印模或数字印模。

○ 包含技师需要的所有患者数据的工作表：基本信息包括修复类型、材料、颜色，修复体在殆面的分布情况，比色照片等。

○ 试基底的时间（如果是选择基底冠加饰面瓷的修复体）以及戴牙时间。

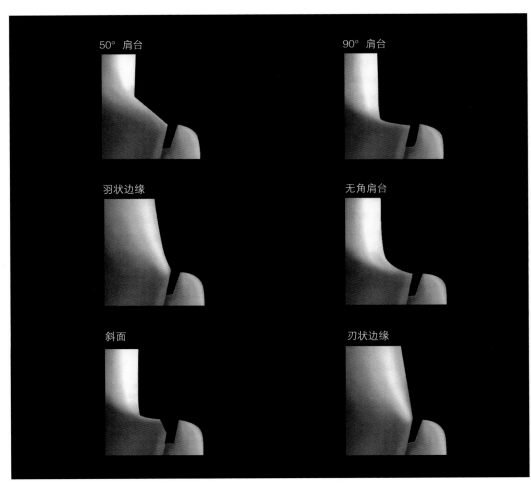

图2.24　各类牙体预备的示意图。

有必要用临时修复体保护预备体。临时修复体可以稳定牙齿位置，保护预备体，树脂充填部分，对于活髓牙来说，可以保护髓腔。它维持或引导牙龈组织朝向与未来修复体相关的最佳位置生长。此外，它允许测试未来修复体的功能（咬合、侧向运动、前伸和后伸、语音），测试预备体的固位力和稳定性，最后但也是非常重要的，测试美学效果。在口腔内直接看到的所有细节都必须转移到最后的修复体上。

临时修复体可以通过下面两种方式制作：

❶ 直接法：牙体预备前取未预备牙列的印模，然后行牙体预备。预备完成后，在之前取得的印模中注入丙烯酸树脂，并将印模重新覆盖在已经预备完成的牙列上。在树脂聚合后，取下印模，临时修复体制作完成，接下来修形、抛光，然后粘接。采用这种方法制作临时修复体，意味着修复体形态完全复制了预备前牙齿的形态。事实上，这种情况很少发生，因为需要进行修复的牙齿往往存在很多严重的问题，例如酸蚀或部分缺损，需要功能或美学修复，以及更多。在这些情况下，需要取印模然后设计诊断蜡型。

❷ 间接法：技师根据一些临床建议制作临时修复壳冠。颈缘应在龈上；如果有石膏模型，可以在模型上画出颈缘线并送到技工室。修复体必须能够引导重衬材料流向边缘或封闭区，并且修复体颈部稍微大一些。重要的是要记住，壳冠的厚度应该足够，以避免"外壳"在重衬时破裂。我们应该知道，一个精心准备、分层堆塑、具有表面纹理特征、功能良好、美观的临时修复壳冠需要的最小材料厚度，这可能会与预备体的某部分形成干扰，无法完全就位，迫使临床医生调改临时修复壳冠的内表面。与其称其为临时修复体，倒不如说它就是一个"外壳"，或者更好的说法是，把它想象成一个迷你印模托盘。此外，实验室应提供诊断蜡型的硅橡胶导板。在复杂的病例或涉及多个因素的病例中，尤其是当"外壳"和预备体之间的修复空间相当大的情况下，硅橡胶导板可以辅助将临时修复体戴入正确的位置上，与诊断蜡型上的位置一致。在一些比较复杂的情况下，可以在前面描述的几个步骤中添加一个中间步骤：采用硅橡胶导板制作诊断饰面（Mock-up）。这使得：①患者可以表达他们的意见和需求；②临床医生可以做出所有必要的功能和美学修改，然后送到技工室。

如前所述，临时修复体具有引导牙龈组织再生的作用。这就是以生物为导向的牙体预备技术（BOPT）所提出并凸显的临时修复体的关键功能[37]。

间接法粘接修复的材料选择
Materials for indirect restorations

G. Derchi · V. Marchio

修复材料，或者说是可能的修复材料，我们经常听到"金属–烤瓷"这类相对清晰的材料术语，而"复合树脂"则代表了一类在结构、聚合方式和物理机械特性方面彼此不同的材料。此外，我们用"陶瓷"一词来指代一系列彼此完全不同的产品，如长石瓷或白榴石。在进行仔细的病例分析后，为了达到令患者满意的效果以及持久的牙齿边缘封闭的目标，需要进行精细的牙体预备、制取印模、制作修复体，而即使已经完成以上这些步骤，如果无法完成理想的粘接操作是不可能达到治疗目标的。掌握理想的粘接操作是基于对所使用材料的深入了解。因此，有必要关注以下内容，并使之成为我们专业知识的一部分。

复合树脂材料

复合材料是一种有趣的、相对较新的材料，它经历了频繁的改性。接下来将总结树脂基修复材料的历史，让临床医生了解许多目前已上市的可用材料的复杂性和相似性[1]。

在开始这段材料之旅之前，让我们看看所有的牙医们，为了能够为患者提供功能和美学上的重建，而对修复材料所抱有的期望（表3.1）。

由于在几千年前的文明古国的历史中就记录了已经出现义齿制作及使用，例如古巴比伦王国或伊特鲁里亚文明，而我们为了了解关于树脂基牙科材料的应用简史，因此只参考发生在20世纪的事件（图3.1）。

复合树脂材料的诞生

在20世纪初，义齿的基托是用热塑性材料制成的，而人工牙是用瓷材料制成的。这种类型的义齿在20世纪上半叶占主导地位；因此，它被定义为"热塑性材料的时代"[3]。热塑性聚合物（硫化石、纤维素、硝酸盐或醋酸酯、合成树脂、酚醛、乙烯基、聚乙烯醇共聚物、苯乙烯和丙烯酸）在加热时其物理状态发生改变，具有可塑

表3.1　牙科用复合材料应具备什么条件

·较高的生物相容性	·能够抵抗咀嚼力
·容易操作	·耐磨
·美学效果好	·能够与牙体组织粘接
·颜色逼真	·弹性模量接近天然牙
·具有与天然牙接近的透光性	·价格便宜

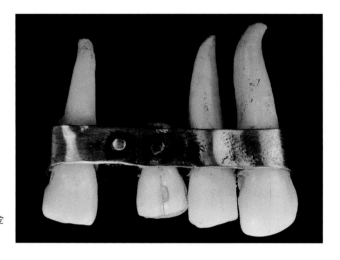

图3.1　带有截断牙齿的固定桥，用金箔铆接固定在天然牙上[2]。

性，而当它们冷却时变得坚硬，保持其特定的形状[4-5]。在这方面，阅读Grossman在1952年写的文章是很有趣的：除了对所有当时使用的材料的概述，还可以了解如何使用有黏性的黄金或银汞合金进行直接充填。为了制造冠桥修复体，人们使用了黄金和几种合金，主要是非贵金属合金。陶瓷（长石、高岭土、石英和颜料）保证了美观效果。

1922年，因研究苯乙烯共聚物而获得诺贝尔奖的Hermann Staudinger将大分子的概念与聚合物的概念联系起来[6]。

这引入了凝固的概念，即可以发生凝固和化学聚合反应的材料都归类为牙科用塑料。

第一种研发并开始应用的化学材料就是丙烯酸材料。尽管自1890年以来，丙烯酸及其衍生物就已为人所知，但在20世纪初，丙烯酸及其衍生物首次以固体和透明聚合物的形式被实验生产出来，适用于牙科领域。然而，由于缺乏足够的单体供应，这些产品在30年后才得以商业化[7]。

20世纪前30年的特点是对聚合物的疯狂研究。人们正在寻找各种可能有用的新材料来替代橡胶（硫化矿），因为固特异牙科硫化矿公司是橡胶基义齿生产方案的专利持有者，只允许那些经过昂贵培训获得使用许可的人使用这种材料，并且需要为在基托上安装的每颗人工牙支付昂贵的费用[8]，因此增加了成本。在众多新生聚合物中，

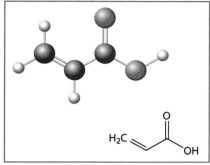

图3.2　丙烯酸。

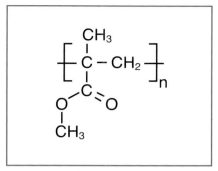

图3.3　聚甲基丙烯酸甲酯（PMMA）。

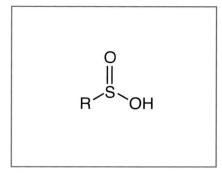

图3.4　磺酸。

丙烯酸材料的开发在牙科领域占有重要地位（图3.2）。

1927年，丙烯（取代了不黄变的硝化纤维素）被生产出来，随后，随着有机玻璃板材的推出，聚甲基丙烯酸甲酯（PMMA）被推向市场，随后又出现了新一代的有机玻璃。自1937年以来，这些材料已被制成可成形的颗粒状。20世纪30年代到40年代，许多聚合物在口腔中进行了应用测试，但由于它们在口腔结构内成形困难并且价格昂贵，导致了它们在牙科应用上的失败。1936年，聚甲基丙烯酸甲酯作为热塑性义齿基托进行了测试，希望用于嵌体、全冠和固定桥修复[4-9]。根据1946年的估计，95%的义齿基托市场是由PMMA占据的（图3.3）。

这可以被认为是牙科新时代的开始。

第二次世界大战后，一种能够在室温下固化的产品立即问世。它的名字并没有立即定义，但我们有时会发现它表示为冷丙烯酸、化学丙烯酸和自固化丙烯酸。第一个结果表明，由于胺作为聚合反应的共引发剂存在，初始颜色发生了变化。在20世纪50年代，这些材料被磺酸所取代（图3.4）[10]。

虽然磺酸聚合物的颜色更稳定，但聚合收缩率较高、牙科材料残余部分之间的热膨胀存在差异，导致许多修复体发生边缘色素沉着和分解[11]。

尽管困难重重，但该产品潜力巨大；因此，牙医、研究人员和公司开始热情地创造产品和治疗方案，旨在获得更简单、更便宜，特别是更通用的材料和使用方法。

复合树脂材料的变革

树脂材料的研究动力非常强大，直到研究环氧树脂材料和甲基丙烯酸甲酯的高分子衍生物的Rafael Bowen博士开发出一种单体基质，目前这种单体基质仍然是牙科领域（以及其他领域）最常用的材料：被称为“Bowen树脂”Bis-GMA或双酚A-二缩水甘油基甲基丙烯酸酯或2.2-双［4-（2羟基-3-甲基丙烯氧基丙氧基）-苯基］丙烷（图3.5a～c）。

第一批Bowen树脂的使用者是张博士（1969）和李博士（1970）。后者更进一步，为强生公司开发了第一个商业产品：Adaptic，一种自固化系统，70%的填料由石英颗粒制成，其平均尺寸约为15μm。图3.6显示了该产品如何因商业目的而受到赞扬。

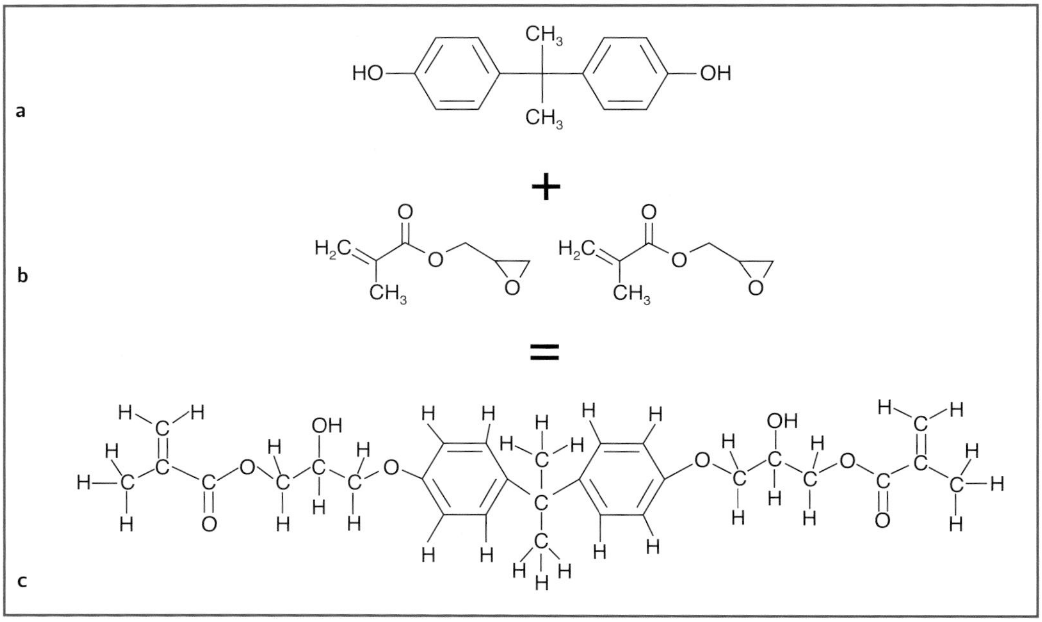

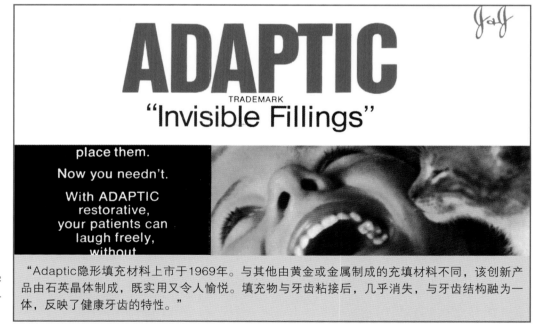

图3.5 Bis-GMA（c）是由双酚A（a）与2mol甲基丙烯酸缩水甘油酯（b）发生化学反应而形成。

图3.6 第一个用于美学修复的树脂材料的广告图片及相关描述。

"Adaptic隐形填充材料上市于1969年。与其他由黄金或金属制成的充填材料不同，该创新产品由石英晶体制成，既实用又令人愉悦。填充物与牙齿粘接后，几乎消失，与牙齿结构融为一体，反映了健康牙齿的特性。"

　　在图3.7中，我们可以评估这类产品的两个主要局限性：混匀和充填时产生的孔隙率以及很难实现充分的边缘密封[12]。

　　图3.8摘自另一份出版物[13]，显示了如何分析几种含有或不含填料的树脂材料。

　　市售的树脂产品中并不是只含有Bis-GMA，还含有第二种单体TEGDMA（三甘醇二甲基丙烯酸酯）。结果证明，单是Bowen树脂就具有极强的黏性，因此在充填时很难与窝洞完全贴合；TEGDMA（图3.9）作为共聚单体的加入倾向于稀释主单体[11,14]。

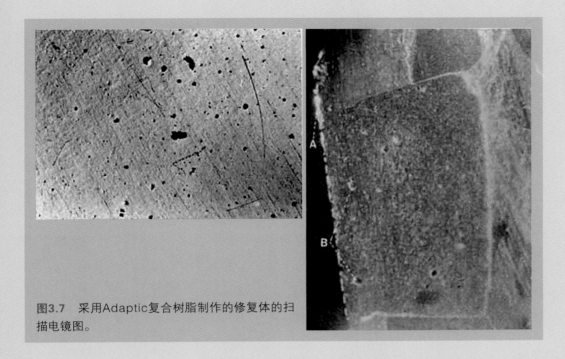

图3.7　采用Adaptic复合树脂制作的修复体的扫描电镜图。

TABLE 1
CODE, PRODUCT NAMES, BATCH NUMBERS, MANUFACTURERS, AND SAMPLE SIZE OF MATERIALS EVALUATED

Code (No. of Samples Tested)	Material Tested	Manufacturer
Composite restorative resins		
A (11)	Adaptic, no. 3358-14a (paste), no. 3358-14a (catalyst)	Johnson & Johnson, New Brunswick, NJ
B (9)	Smile, no. 1176 (paste), no. 31170 (catalyst)	Kerr Sybron Corp., Romulus, Mich
Unfilled resin		
C (9)	Sevriton, no. LAILD (powder), no. ML9MM (liquid)	Amalgamated Dental Trade Distributors Ltd., London, Eng
Experimental formulations		
D (11)	Adaptic without filler, no. 3358-10 (paste), no. 3358-10	Johnson & Johnson
E (10)	Smile without filler, no. 38-251-3 (paste), no. 31170 (catalyst)	Kerr Sybron Corp.
F (10)	Adaptic without silane, no. 3358-14c (paste), no. 3358-14c (catalyst)	Johnson & Johnson
G (10)	Smile without silane, no. 38-251-3 (paste), no. 41004 (catalyst)	Kerr Sybron Corp.

图3.8　修复材料的评价与比较方法。

粘接概念的提出

Adaptic树脂的出现，真正开启了用于美学修复的复合树脂的时代，但如果不是Bonocore在1855年意识到需要对牙齿表面处理以接收和结合聚合物的重要性，那么一切都不会开始。这个想法是在充填之前先采用85%磷酸酸蚀牙釉质。该作用包括对部分釉质间质（羟基磷灰石）进行选择性脱钙，以便聚合物能够渗透进入这些空隙之中。牙科材料和牙齿结构之间相互渗透能够形成材料的机械固位。磷酸酸蚀后会在釉质表面产生平均直径为3~4μm、平均深度为3~30μm的微小腔隙，有时后者甚至可达到并超过50μm（图3.10a，b）[16]。

将具有流动性的聚合物树脂涂布于酸蚀后的牙釉质表面，树脂将渗透并充当牙体组织和复合树脂之间的桥梁（图3.11）[17]。

随着这项技术在牙釉质上的成功应用，磷酸酸蚀技术也被应用于牙本质组织。但是结果并非同样令人满意：85%磷酸的酸蚀引起了许多牙髓问题[18]。

然而，在理解了粘接的重要性之后，一场所谓的优化"粘接系统"的疯狂竞赛开始了[19]。如今，粘接系统的分类更简单、更直观。在专门讲述粘接剂的章节中，我们将对所有当前可用的粘接系统及其分类进行阐述。

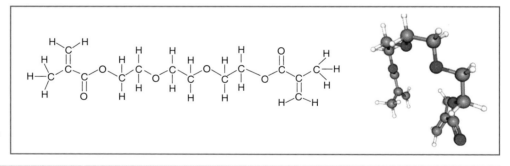

图3.9　TEGDMA（三甘醇二甲基丙烯酸酯）。

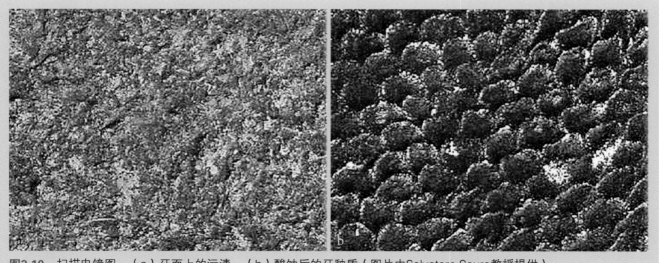

图3.10　扫描电镜图。（a）牙面上的污渍；（b）酸蚀后的牙釉质（图片由Salvatore Sauro教授提供）。

与牙体组织的粘接是一个需要特别注意的话题。由于使用35%的正磷酸进行酸蚀，牙釉质的粘接力被证明是最佳的，但是对于牙本质来说，情况并非如此。有两个主要限制：第一，粘接树脂是疏水性的，而牙本质组织是潮湿的；第二，牙本质脱矿后暴露的胶原纤维（蛋白质结构）也是一个问题（图3.12）。这些胶原纤维对于牙本质和复合材料之间形成混合层尤为重要，必须对其进行保护，避免因缺少水分而坍塌[20]。

总之，粘接系统的发展趋向于简化应用程序，并使临床医生越来越不依赖它们。然而，这些系统的粘接效果会因为牙体组织基质的不同而不同。所有相关细节将在专门讨论粘接的章节中进行阐述。

复合树脂材料的发展

回到复合树脂材料的发展，我们了解到Bowen分析并提出了新的配方来克服Bis-GMA的一些限制：第一个例子是用乙氧基取代羟基，能够通过降低充填塑形过程中的黏度和回弹来改善操纵性能；除此之外，在相同的光源作用下，聚合深度更大，从而提高转化指数。聚合收缩率和吸水率降低[21]。

一种新的分子是聚氨酯二甲基丙烯酸酯（UDMA），在二甲基丙烯酸酯单体的基质中含有聚氨酯基团。这使得聚合物的强度、柔韧性增加，转化率提高和耐久性更长。该单体包含在第一代光固化复合树脂中（图3.13）。

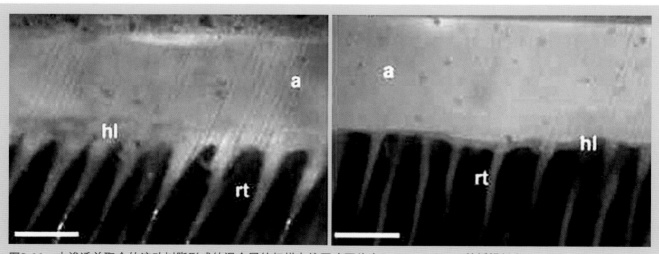

图3.11　由渗透并聚合的流动树脂形成的混合层的扫描电镜图（图片由Salvatore Sauro教授提供）。

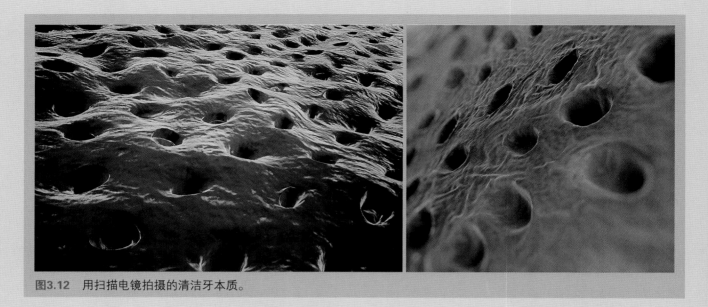

图3.12 用扫描电镜拍摄的清洁牙本质。

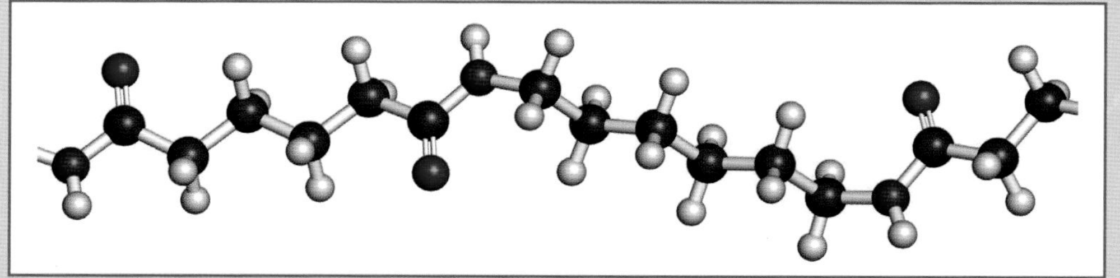

图3.13 UDMA（聚氨酯二甲基丙烯酸酯）。

综上所述，复合树脂的有机基质通常包含3种不同的单体：Bis-GMA、TEGDMA和UDMA。框3.1显示了相关功能、优点和缺点。

迄今为止，还没有其他粘接系统使用甲基丙烯酸基质并取得良好的长期应用结果。这也是为什么牙科用单体的进化保留了基质，而只改变了长分子中的一个或两个官能团。

例如，甲基丙烯酸甲酯用于义齿基托，在一些粘接或水门汀系统中，用于制造个别托盘和特定的正畸托槽。

当与甲基丙烯酸乙酯或丁酯结合使用时，可用于制作临时修复体或修复比较小的窝洞。

由于其同时兼容亲水性和疏水性环境，经常以甲基丙烯酸羟乙基酯的形式存在于牙本质粘接剂中。

相关示例包括使用单官能团单体，即仅带有一个自由基，其物理和机械特性不允许将其用作直接或间接修复材料。用于制作修复体的材料需要具有双官能团分子，这意味着它们有两个反应基团。能够创建更刚性的结构，具有更高的承载能力和耐溶解性[23]。具有两个官能团，意味着第一个单体可以连接到另一个单体，形成聚合链。第二组可以产生交叉连接，即聚合物链相互连接。这将创建出一个稳定的晶格状结构（图3.14～图3.18）[24]。

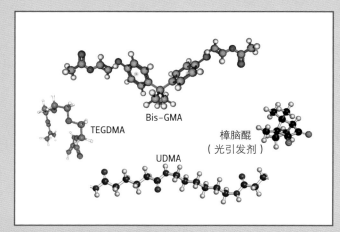

图3.14 复合树脂基质的单体成分。

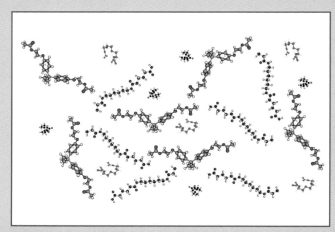

图3.15 单体分散（Bis-GMA-TEGDMA-UDMA-光引发剂）。

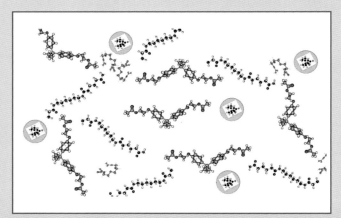

图3.16 凝固阶段：光引发剂激活官能团，单体自我定向逐渐靠近，直到它们相互聚合呈链。

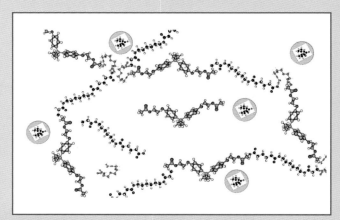

图3.17 长聚合链的形成。

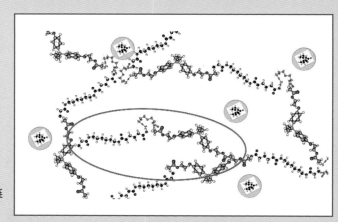

图3.18 形成交联和聚合物链的最终稳定。

根据填料尺寸对复合树脂材料的分类

接下来分析构成复合树脂材料的不同成分。因此，我们应该记住复合树脂材料是由两种主要的成分组成的：有机相（基质）和无机相（填料）（图3.19）。

在两种主要成分中加入颜料、引发剂和活化剂：

○ 引发剂（通常是过氧化苯甲酰）和活化剂（通常是有机胺）用于自固化。

○ 引发剂（通常是樟脑醌）和叔胺作为还原剂（图3.20）。

20世纪70年代，复合树脂材料的发展主要集中在两个领域：填料和聚合反应[10]。

填料是分散在有机基质中的无机惰性材料。它们按照材料类型和大小分类。在填料的各种特性中，能够使光线在修复体内部透射的能力是非常重要的，这种透光能力越强，最终的美学效果就越好。

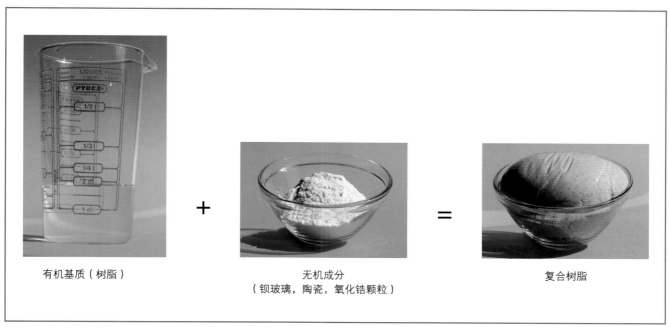

图3.19　复合树脂的组成。

有机基质（树脂）

无机成分
（钡玻璃，陶瓷，氧化锆颗粒）

复合树脂

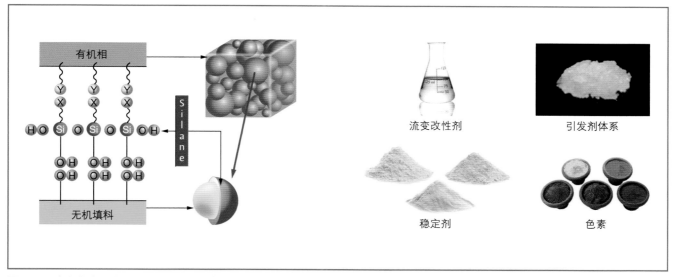

图3.20　有机相与无机相代表了美学修复复合树脂材料的核心成分，但该系统还需要其他成分（图片由Ivoclar Vivadent公司提供）。

流变改性剂

引发剂体系

稳定剂

色素

　　填料的功能是增加复合树脂承担咀嚼力和抵抗磨损的能力，使树脂表面具有良好的抛光性，以避免菌斑的堆积。

　　填料数量的增加或减少是影响聚合收缩的参数之一；填料的数量越多，所需要的可聚合基质体积越小，聚合收缩率越低[25-28]。

填料的来源

填料可以是玻璃基或陶瓷基。

玻璃基填料：

○ 结晶二氧化硅。

○ 二氧化硅。

○ 含锌/锶/锂或氧化锆的锂/钡–铝玻璃或硼硅酸盐玻璃。

陶瓷基填料：

○ 氧化锆/二氧化硅或氧化锆[29]。

填料颗粒的平均尺寸决定了复合材料的分类（图3.21）。

在大颗粒填料复合树脂材料中，颗粒大小在5～10μm之间，它们具有较高的咀嚼负荷阻力，但耐磨性不足。表面很难抛光，往往会持续呈粗糙状，容易导致菌斑堆积（图3.22a，b）[29]。

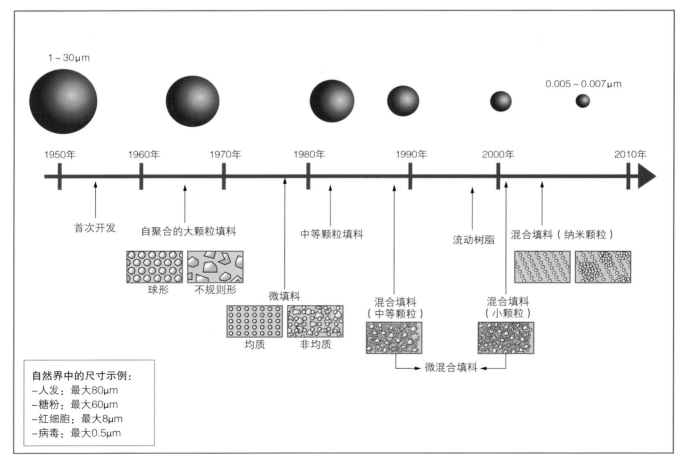

图3.21 掺入复合树脂材料中的无机颗粒尺寸的演变（1nm=10⁻³μm=10⁻⁶mm=10⁻⁹m）。

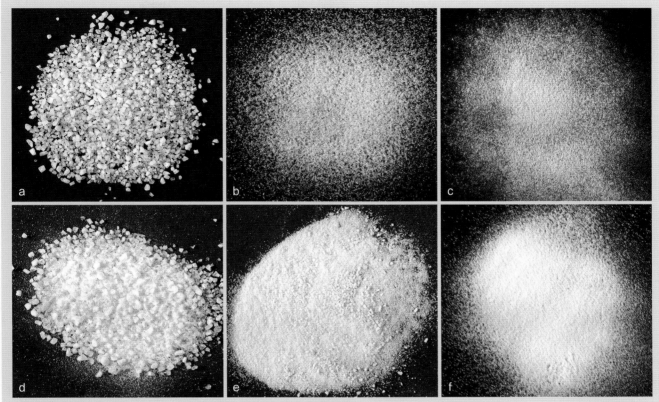

图3.22　（a）大颗粒填料复合树脂：1~30μm；（b）精细大颗粒填料复合树脂：1~10μm；（c）微填料复合树脂：1μm；（d）混合填料复合树脂：0.5~30μm；（e）微混合填料复合树脂：最大1μm；（f）纳米填料复合树脂：0.005~0.007μm。

微填料复合树脂材料含有0.4μm的胶质状二氧化硅颗粒，更容易抛光。机械性能显著降低，因为无机材料的数量远低于平均水平（按重量计为40%~45%）；不建议在咬合接触区域使用，且其耐磨性不足（图3.22c）[29]。

混合填料复合树脂材料含有尺寸不同的填料，占其重量的75%~85%，具有大颗粒填料和微填料充填材料的所有优点。它们减少了热膨胀，对咀嚼力具有很高的承受能力。由于含有大量的溶剂、收缩率高，这降低了最终材料的黏度（图3.22d，e）[29]。

纳米填料复合树脂材料具有20~70μm大小的颗粒，纳米填料以纳米团簇的形式存在并作为单个单元，对咀嚼力具有很高的承受能力（类似于混合填料复合树脂材料）。它们具有高耐磨性、易抛光，但是由于填料含量过多充填时比较难于在窝洞内塑形（图3.22f）[29]。

大块复合树脂材料由非凝聚的二氧化硅和氧化锆颗粒制成，纳米混合颗粒占其重量的77%，其设计目的是减少工作步骤，允许大块树脂厚度在4~5mm之间时发生聚合反应。它们减少了对剩余牙体组织的压力，对咀嚼力或磨损没有很高的抵抗力[30]。

复合树脂的优点

优点

○ 微创性：用于直接法树脂充填的复合树脂材料不需要预备固位型，因为粘接系统可以与牙体组织形成粘接力。窝洞的形状只是去除腐质和无机釉后的形态。复合树脂有多种颜色可供选择，可以与邻近的天然牙体组织完美融为一体。

○ 牙体组织的粘接：复合树脂材料与牙体组织的粘接，微型树脂突机械性地加强了整体结构，重塑了牙齿的形状和功能；在牙釉质中，酸蚀后产生深度在5~30μm之间的微空隙；在牙本质中，除了粘接剂树脂或玷污层渗入部分牙本质小管外，根据所选择的粘接剂系统，粘接剂可以促进与胶原纤维的化学反应。

○ 成本更低：从经济和生理角度来看，直接法充填修复的复合树脂材料比全冠修复材料平均成分更低，因为牙体缺损更小。采用复合树脂材料充填可以避免不必要的全冠修复，减少不可逆的牙体预备，节省了临床操作时间。

○ 拔牙的替代方案：当牙体缺损的程度无法预备呈具有固位型的窝洞，无法使用银汞合金充填时，可以使用复合树脂材料结合牙釉质–牙本质粘接系统进行修复，避免拔牙。

○ 通用性：直接法充填修复的复合树脂材料可以用来修复以往行树脂充填的牙齿和全瓷冠的崩瓷、缺损或磨损。

○ 耐腐蚀性：复合材料不含金属，因此不受腐蚀，就像以前银汞合金一样[31]。

缺点

○ 聚合收缩：用于直接法充填修复的复合树脂材料的主要局限是聚合收缩，尽管聚合收缩率已经降低到1%～3%之间，但这仍然是形成边缘微间隙的原因，如果不能及时检测和修复，边缘微间隙就会发生微渗漏并导致继发龋[32]。

○ 持续时间：复合树脂材料的保存率取决于几个因素。Demarco等基于临床研究的综述发现，在90%的研究中，笔者发现Ⅰ类洞和Ⅱ类洞的年失败率可以控制在1%～3%之间，具体结构取决于对失败的定义和许多其他因素（如修复牙齿的类型以及牙位，临床医生的手工技巧和社会经济、人口和行为因素等）[33]。Demarco等揭示了文献中所报道的失败主要原因包括：继发龋、修复体折断、磨牙症和不良的口腔卫生习惯。该研究小组还发现，在社会经济地位较低的人群中，修复失败的人数显著增加。

○ 操作者的专业知识：直接法充填修复的良好临床应用结果与操作者的专业知识有关；使用橡皮障以便完美地隔离操作区域，保证了足够的粘接力，而正确的光照固化和经常维护固化光源则保证了良好的聚合反应。每次堆塑的树脂层厚度控制在2mm范围内可以实现准确的聚合；如果操作者继续堆塑第二层复合树脂，则不应去除铺设在暴露于光活化表面的分散层（胶状层）；如果不再继续进行复合树脂堆塑，操作者需要在固化复合树脂材料的最后一层时，在聚合时将树脂表面用透明甘油或凡士林等产品与空气隔离。

○ 干燥的操作环境：窝洞预备后必须保存干燥的操作环境。必须应用橡皮障。然而在某些情况下，牙齿的临床冠比较短，如果采用橡皮障夹固定就需要先进行牙冠延长术；如果做冠延长手术仅仅是为了固定橡皮障夹，则建议改用棉卷隔湿。在隔离之前有必要先进行比色，因为术野隔离往往会使牙齿脱水。同样重要的是，要向患者解释，他们必须在牙齿重新水化之后（约12小时）再评估充填效果。

○ 时间和成本：使用复合树脂材料进行直接法充填修复所需时间不同，取决于治疗的复杂性，时间成本将与修复的复杂性成正比。面对比较复杂和大面积的缺损区域，我们应该仔细评估直接法充填修复和间接法修复的利弊[35]。

复合树脂材料的发展不仅仅为临床医生提供了直接充填修复的选择。许多产品也可用于技工室制作的修复体。随着技术的不断发展，可以获得复合树脂材料和陶瓷的混合材料，如树脂纳米陶瓷（RNC）和树脂渗透陶瓷（PICN），它们结合了陶瓷和复合树脂材料的特性，在美观和机械性能方面被证明是很有前途的材料（见用于技工室的复合树脂材料部分）[36-37]。近年来，牙体硬组织的修复领域已经发生了变化：如今，牙医不仅治疗病理性缺损，还要使用非手术方法治疗非龋性颈部缺损与牙龈退缩[38]，以恢复功能和美观（见病例）。

病例
采用修复体引导的牙龈再附着（Restoration guided creeping attachment，RGCA）技术修复牙颈部缺损

G. Derchi

RGCA技术需要将复合树脂材料在颈部塑形成一个"屋顶"，为牙龈重塑而稳定血凝块。第4周后，修整临时填充物体并与牙周组织相适应，使牙龈黏膜适应新的"屋顶"。在治疗完成时，黏膜重新附着到正确的位置（图1～图12）。

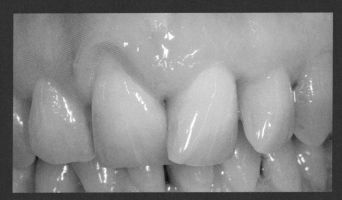

图1 初始状况。

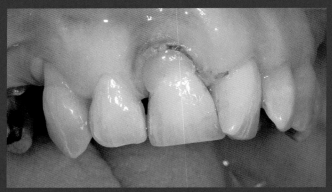

图2 临时充填体。

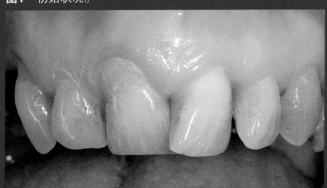

图3 4周后软组织愈合情况。

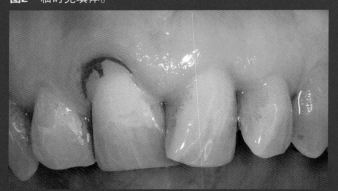

图4 每周复查。

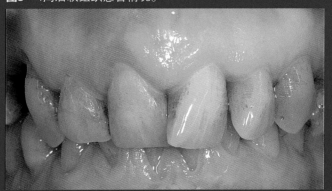

图5 最后一次复查。

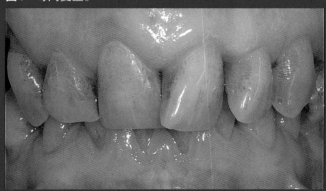

图6 氯己定治疗后软组织愈合情况。

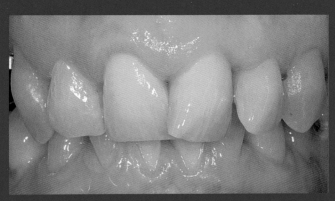

图7　洁治后情况。

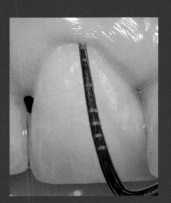

图8　软组织的细节图。

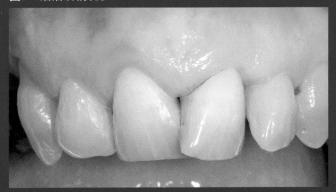

图9　最终修复效果。

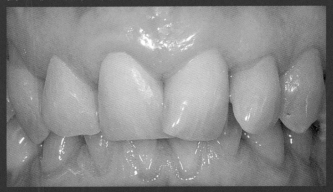

图10　2年后复查。

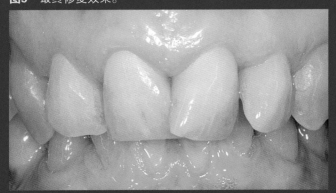

图11　3年后复查。

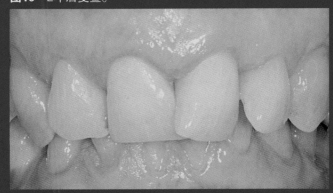

图12　5年后复查。

复合树脂材料的聚合反应

材料的聚合是一种化学反应，它允许组成有机基质的单体通过初级共价键连接在一起，形成长链或大分子。仅由一种类型的单体组成的链是均聚物，而由不同类型的单体组成的链是共聚物。

自1970年以来，复合材料是可光固化的，即当暴露在光引发剂的引发光源下时，它们会聚合，从而进行化学反应。这些材料既包括技工室材料，又包括在椅旁使用的直接充填修复材料。

光引发聚合反应在直接充填修复中的优势包括可以在树脂材料上工作（堆塑和成形）几乎无限长的时间。临床医生在有光的环境下工作，虽然可以屏蔽（过滤）来自牙科椅的光，但不能"关闭"周围环境的光。因此重要的是，要在取出树脂材料后立刻盖上树脂注射器的盖子，并将其复合树脂放置在遮光盘中。同样重要的是，必须降低对复合树脂材料的压力，使树脂注射器后面的活塞向外拉至少旋转半圈；对树脂材料的过大压力会造成填料位移，使树脂质量不均匀。

另一个优点是可以在任何大小的无固位型的窝洞中使用复合树脂材料充填，对于出现继发龋的情况，可以在只去除腐质部分，就可以进行早期干预。

光固化树脂的缺点如下：

o 尽管纳米填料复合树脂材料的磨损已经大大降低，但问题仍然存在，并没有被完全消灭。有机成分仍然是复合树脂材料组成中的薄弱环节。后牙区每年的磨损量从100μm减少到10μm多一点[32,39-40]。

o 聚合收缩，如今是在1%~3%的体积范围内。

o 复合树脂材料的颜色稳定性，尽管多年来取得了改善，仍然是一个局限。基本上复合树脂材料对食物和饮料中含有的色素很敏感，并在吸烟者体内会吸收尼古丁[41-43]。颜色的稳定性会受到操作技术错误的严重影响，如较低的转化率（光活化不足）或聚合阶段接触到水分造成了污染[44]。

再次强调，记住复合树脂材料的主要局限性是很重要的，因为错误的聚合反应会对材料产生负面影响。

光引发聚合反应对于制作直接和间接修复体来说都是关键阶段；要实现正确的聚合，需要重点关注以下参数：

o 光照强度。

o 曝光时间。

o 波长。

光照强度

光照强度就是光的能量。最佳聚合反应要求复合树脂厚度为2mm的情况下，以功率为400mW/cm^{2}的光源照射40秒。功率大于400mW/cm^{2}可以保证在相同材料厚度下深度激活，从而减少曝光时间。需要注意的是，超过一定的强度值，就会产生特罗姆斯多夫效应：聚合反应的速度和强度无法保证聚合物呈现正确的三维网络结构，从而聚合物的化学和物理性质发生了改变。

曝光时间

如前所述，聚合时间与光照强度和材料厚度成正比。对于相同厚度的树脂材料，使用更大的功率（或能量）可以减少曝光时间。在这方面，重要的是要记住，在某些固化光中，光束产生的同时也会产热；产生的热量可能会破坏牙齿结构[46]，特别是牙髓-牙本质复合体；事实上，这些光源功率增加与温度增加是同时发生的。

波长

光源发射光束的波长应包括所用复合树脂材料中所含的一种或多种光引发剂所需波长。建议采用这种控制，因为广谱（400~500nm）光固化灯的生产已被以激活樟脑醌为主波长（470μm）的光固化灯所取代，樟脑醌是光固化的主要引发剂。樟脑醌的存在使得修复体会呈现一种淡黄色，这促使材料制作行业支持使用它或者在某些情况下，用其他对不同波长敏感的引发剂替代它〔例如，苯丙二酮（PPD）：398nm；单酰基氧化膦（Lucirin-TPO）：381nm；双酰基氧化膦（Irgacure 819）：370nm〕（表3.2，表3.3）[47]。

表3.2　新型光引发剂

光-离子发生器	波长（nm）
樟脑醌CQ	470
苯丙二酮（PPD）	398
单酰基氧化膦（Lucirin-TPO）	381
双酰基氧化膦（Irgacure 819）	370

表3.3　市场上可用的光固化灯之间的技术差异

	转换能	产热	波长	强度（mW/cm^2）
等离子体	0.7%	高	400~500nm	300~1200
等离子体	0.7%	极高	430~470nm	1200~2000
激光	高	低	458~514nm	1000
LED	7%	最小	440~490nm	300~3200
多波LED	7%	最小	380~515nm	1200/2000

光源

紫外光

它们是与第一批光固化复合树脂材料相关的历史遗产的一部分，波长在 $10 \sim 380 \mu m$ 之间。如今已经不再用紫外光，因为它们不能引起深度激活。

卤素灯

光束通过在卤素存在下加热钨丝（ $2000 \sim 3000 ℃$ ）产生。产生的光具有较宽的光谱（ $400 \sim 500 \mu m$ ），波长可由滤光片控制，以便发射的光具有合适的波长以激活引发剂。卤素灯的缺点在于，光能仅为所用电能的1%，而剩余的99%转化为热能，部分通过灯内的风扇分散。但是，牙髓的温度可能会从1.5℃升高到4℃[48]。这些灯需要适当的保养。

- 定期更换灯泡。随着时间的推移，钨丝逐渐消耗，从而降低功效。一些制造商建议的光照持续时间为30 ~ 40小时（2700 ~ 3600次曝光，每次40秒）：考虑到光源的半衰期，建议经常更换光源，因为衰减是渐进的，肉眼无法察觉。另一种方法是使用外部辐射计定期测量辐射能，该辐射计指示数字表示的值，而不是使用插入光源中的经典信号灯。
- 定期更换过滤器。卤素灯产生的是白光，需要滤光片来选择光固化复合树脂材料所需的辐射波长：这些滤光片放置在光源附近，因此会明显过热，随着时间的推移会发生功效改变。无法用肉眼评估过滤器的使用状态。但是，建议经常清洁和每年更换，以确保最大的安全性。
- 更换镜子。灯内有一面镜子，可以消除红外辐射并将光束聚焦到尖端。镜子放在灯泡附近时，随着时间的推移，它会变得不透明，需要更换。

等离子体灯

光能的发射是由等离子管内通过电能而产生的，在管内两个分离的钨电极产生一个伏打电弧。该能量被转移到电极周围的氙气中。这会产生能量大约为 $2000 mW/cm^2$ 、波长 $470 \mu m$ 的光辐射。与卤素灯一样，只有1%的电能转换为光，而其余部分产生热量。与卤素灯不同的是，光辐射通过一根长的光纤传输到尖端，这理应略微减少传递到牙齿的热量。但是事实上，在牙髓腔中测得的温度升高约为10℃。

氩离子激光灯

术语"激光（laser）"是一个首字母缩略词，代表"受激辐射的光放大（light amplification by stimulated emission of radiation）"，即通过辐射受激放大获得的光。最初用于活髓牙漂白，可实现不产生热量的情况下发生深度聚合反应。较窄发射峰和能够产生约 $1000 mW/cm^2$ 的功率是这种光源的两大优点，但尺寸大和成本高限制了其使用。

LED光源

"LED"是"发光二极管（light emitting diodes）"的缩写。当两个电荷相反的半导体（二极管）相遇时，它们之间的电压产生光。通过选择二极管能够获得具有选定波长的光束，在这种情况下，LED灯发出峰值为465μm的蓝光。最近，一种新型的光源被生产出来，功率增加，几个芯片可以发射几种波长。获得的结果与使用标准卤素灯获得的结果相似，还有一系列优点：

- LED寿命长（半衰期为10000小时）。

- 成本低，大多为手写笔形状以及用电池供电。

- 不需要冷却风扇。

- 小巧轻便，易于管理。

这种灯的唯一缺陷是能量来源（电池）会随时间衰减。即使是锂电池，也不会随着时间的推移完全充满电。在连续使用之间一直将固化灯放在充电器上，蓄电池的最大电量将保持不变。但是，有些充电器（"智能"电池充电器）会通过完全排空电池，然后再充电来避免发生电池损耗。在这种情况下，尽管这些电池充电器充电的速度很快，但有可能在使用固化灯时还没有充满电。因此建议使用"智能"充电器时，临床使用固化灯时不充电，而是在午餐休息时为其充电，下午再次使用该灯时不重新充电，晚上继续充电。

- 检查灯头：确保它们是清洁的，因为复合树脂材料残留物会对光源照射阻碍或使其偏离，减少了到达复合树脂材料的能量。确保没有中断的光纤。操作很简单：取下灯头，将其对准一个不太亮光源查看，并确保两个表面均匀没有黑点。如果灯具上装有光缆也可以进行同样的检查。

- 在固化过程中检查灯头的位置：灯头理应始终与复合树脂材料接触，但事实上这不太可能做到，所以要尽可能地靠近需要固化的材料。建议寻找一个与树脂材料平行的位置，确保光线从相同的距离到达表面的每一点。找到合适的位置后，用两根手指保持灯头位置，或确保不要移动灯头，因为医生经常分心或转移视线以避免直视强光。在这种情况下，建议使用防护眼镜，以免改变光线的位置。

用于技工室的复合树脂材料

对复合树脂材料的分析是根据技师们用于间接部分修复体和制作金属–复合树脂全冠或无金属冠的材料的特点来完成的。

长期以来，固定修复中使用的复合树脂材料被认为是陶瓷材料的廉价替代品，在一定时期内表现出一些局限性，如存留时间缩短、耐磨性降低、快速不透明化和边缘密封能力差。

不过近些年，由于树脂的聚合方法和材料结构的演变，复合树脂材料的许多缺陷已经被逐步克服（表3.4）。

技工室条件下的聚合反应

在技工室条件下进行光照固化一直都是有优势的，因为固化时所使用的灯同时产热，可以提高聚合反应深度。

如今，在技工室中使用的固化设备是烤箱形状的：在其内部，镜子反射光线，使其能够到达修复体表面的每一点，以及具有频闪效应的大功率灯（约200W）。由于更长的聚合时间（以分钟为单位）、更高的功率和更大的发热量，这些灯可以确保聚合水平高于临床所用设备获得的聚合水平（图3.23）[49–50]。

复合树脂更高的单体转化水平会被转化为更好的物理和机械特性：抗牵引、抗弯曲和抗磨损、硬度和热稳定性。这些参数的增加使得复合树脂材料现在可以用来制作美观的修复体，尽管它们的物理性能与陶瓷不同[51]。

表3.4　常规树脂材料与添加了陶瓷颗粒的材料在物理性能上的差异

性能		常规	富含陶瓷颗粒
挠曲强度	MPa	80	125
弹性模量	MPa	4300	10000
维氏硬度（ISO 10477）	N/mmq	380	520
抗冲击性能（ISO 53235）	kJ/mq	2.7	4
填料	W%	74%	73%
聚合收缩	Vol. %	3%	2.2%

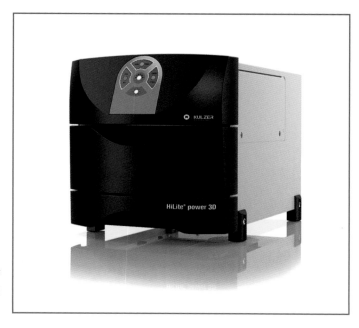

图3.23　技工室用光固化灯示例，配备大功率频闪灯（图片由Kulzer Italia提供）。

材料的演变

总体来说，技工室使用的复合树脂材料与直接法充填修复用的材料在填料尺寸方面有着相似的演变，但与填料-树脂比率无明显变化。材料行业在最初添加了较多的填料，以增加修复体的机械强度。近些年则对填料类型进行了改进，添加了氧化锆和陶瓷颗粒，从而增加结构和美学上的优势。

随着CAD/CAM技术的引入，为技工室提供可切削复合树脂材料已成为必要。如今，有各种厚度、色调的材料块和材料盘可供选择。CAD/CAM制造的修复体具有非常出色的物理和机械性能。工业生产采用不同的技术来固化材料，如高温和高压[52]。目前，有两种可用材料：树脂渗透陶瓷材料（PICN）和分散填料的纳米树脂。

陶瓷材料

材料的性能取决于其结构和成分；因此，展示牙科用陶瓷材料的主要成分非常重要（表3.5）[53]。

- 长石：它们是在正长石基化合物（化学式$KAlSi_3O_8$，成分$K_2O–Al_2O_3–6SiO_2$）或钠长石基化合物（化学式$NaAlSi_3O_8$，成分$Na_2O–Al_2O_3–6SiO_2$）中发现的矿物。

  到目前为止，正长石是最常用的材料，它使陶瓷半透明性更高，并且与高岭土和石英一起，在1250～1500℃之间熔化。钠长石可以降低陶瓷熔点，但不影响半透明性。

  长石构成陶瓷的玻璃相：它们是首先熔化的成分，并将所有成分包裹成一个固体（图3.24）。

- 石英（SiO_2）：由于其熔点更高，石英在陶瓷烧制过程中不会熔化，并且提供

表3.5 牙科用陶瓷的组成

成分	功能
长石：由氧化钾（K_2O）、氧化钠（Na_2O）、氧化铝（Al_2O_3）和二氧化硅（SiO_2）组成的天然矿物	·它是熔点最低的成分。是首先熔化的成分，并将所有其他成分包裹成一个固体
石英（SiO_2）	·增加材料强度 ·它的结构在陶瓷的烧结温度下不发生变化，有助于材料稳定，并可作为所有其他成分的支架
高岭土（$Al_2O_3 \cdot 2SiO_2 \cdot 2H_2O$）	·可作为粘接剂 ·使瓷粉在烧结前更容易堆塑成形 ·它增加陶瓷在烧结后的不透明性
玻璃成分改性剂（氧化钾、钙钠）	·熔剂：降低熔点温度，增加流动性
颜料和搪瓷（铁、镍、铜、镁、钛、钴氧化物）	·决定陶瓷材料的颜色和深浅
氧化锆、铈、锡和铀氧化物	·使陶瓷材料有足够的不透明性

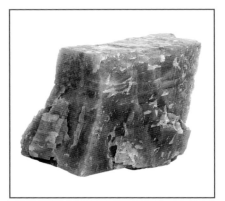

图3.24 长石。

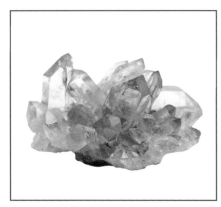

图3.25 石英。

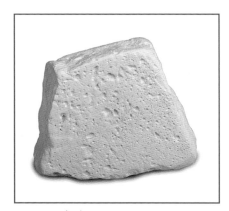

图3.26 高岭土。

固体结构，同时也作为填料，增加陶瓷材料的强度（图3.25）。

○ 高岭土（$Al_2O_3 \cdot 2SiO_2 \cdot 2H_2O$）：一种黏土状材料，在尚未烧结的陶瓷中具有可塑性强和粘接剂的作用。烧结后，高岭土会增加陶瓷的不透明性，因此用量有限（图3.26）。

○ 玻璃成分的改性剂：它们是钾（K）、钠（Na）、钙（Ca）和其他碱性氧化物。它们扮演着熔剂的角色，即降低熔点和增加混合物流动性的成分，这使得杂质在燃烧过程中更容易逃逸，而不会被困在最终结构中。

○ 颜料和搪瓷：它们是铁（Fe）、镍（Ni）、铜（Cu）氧化物或镁氧化物（MgO）、钛氧化物（TiO_2）和钴氧化物（Co）。颜料为陶瓷赋予颜色或色调，而搪瓷则涂在陶瓷表面，使其具有典型的光泽外观（图3.27）。

○ 不透明性调整剂：它们是锆（Zr）、铈（Ce）、锡（Sn）和铀（U）氧化物，用于调整陶瓷的不透明性（图3.28）。

陶瓷材料的特性

在文献中，陶瓷被定义为非金属无机材料，通过在高温下加热原材料而产生[54]。

它们主要由两种或两种以上的材料组成，这些材料的原子通过离子键和共价键连接在一起，这些结合键具有很高的强度，使得陶瓷材料成为了一种非弹性材料，同时也是一种易碎材料（与金属和韧性材料不同）（图3.29）。

由于它们易碎，因此抗压强度很高，但抗拉强度很低，与金属等其他材料相比，它们在应力下容易断裂[55]；因此，它们以金属-烤瓷的形式应用，即结合金属物理特性和陶瓷的美学特性[56]。

然而多年来，陶瓷成分的改进使非金属陶瓷成为最常用的牙科材料之一，可用于前牙和后牙区的最终修复[57]。这些材料的特性能够产生更好的美学效果，并且可以兼容粘接的概念。

在物理层面上，陶瓷的性能取决于它们的原子、原子之间的键，并且就像所有晶体结构一样，根据被称为"原子级"的精确结构进行分类，该结构因矿物质（或在本例中，取决于陶瓷的类型）而异。

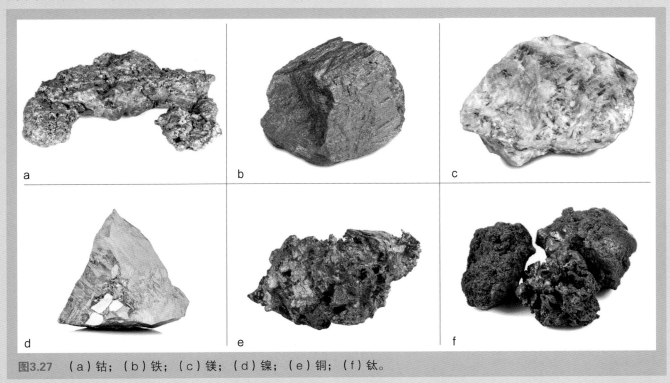

图3.27 （a）钴；（b）铁；（c）镁；（d）镍；（e）铜；（f）钛。

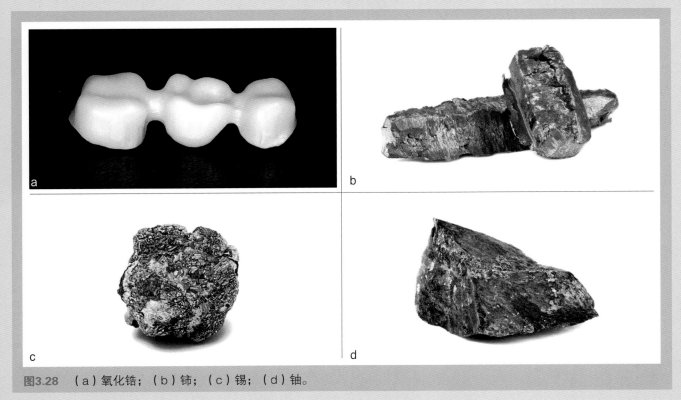

图3.28 （a）氧化锆；（b）铈；（c）锡；（d）铀。

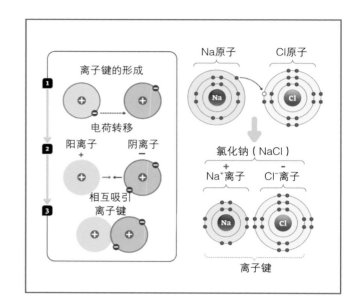

图3.29　离子键的形成。

　　理想的陶瓷材料具有许多特性，既能抵抗机械作用力，又与口腔环境具有生物相容性（图3.30）[58]。

- 硬度：抵抗外力引起的穿刺或变形作用。
- 抗断裂性：是材料防止裂纹在材料本身内部扩展的能力。
- 耐磨性。
- 耐火性：耐高温。
- 良好的隔热和电气绝缘。
- 不具有磁性。
- 在酸性环境中的耐腐蚀性。
- 化学稳定性。

　　在评估陶瓷材料的质量时，以下两个特性比其他特性更为关键：硬度和抗断裂性。

硬度

　　硬度是指能够使陶瓷材料发生断裂的力。任何材料在受损时都会发生结构毁坏。可以分为脆性断裂或韧性断裂。对于陶瓷而言，属于脆性断裂。

　　与韧性断裂不同，脆性断裂在断裂前未显示弹性形变迹象。这被认为是一种不理想的断裂类型，因为它会在没有预警的情况下出现，立即扩展，并且在材料本身吸收能量较低的情况下发生。因此，能量被释放到周围环境中（图3.31a，b）[58]。

　　陶瓷具有结构易碎和表面缺陷的倾向，解释了为什么总体硬度水平较低是归因于此。

　　陶瓷的结构是由分散在玻璃基质中的晶体填料组成的。

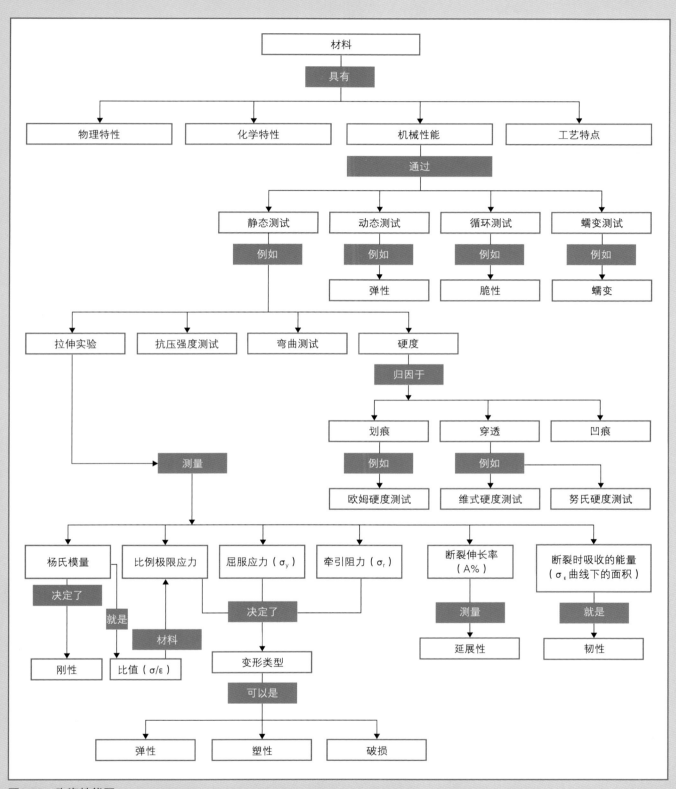

图3.30 陶瓷性能图。

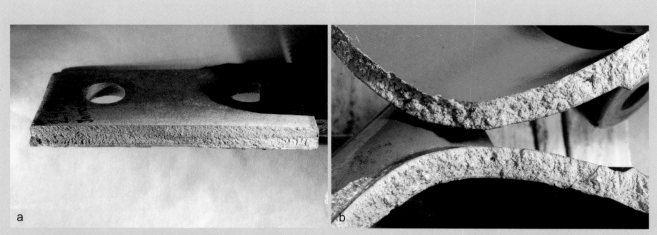

图3.31 韧性断裂和脆性断裂之间的断裂面是不同的：在第一种情况下，材料最终断裂的区域会有拉伸和变形（a）；而在第二种情况下，断面边缘清晰表明断裂突然发生、没有变形（b）。

这两种材料之间的比例极大地影响了材料本身的硬度：随着百分比的增加，玻璃基质减少，力分布变得更加规则，抗折性能增加。在任何情况下，结构内部的裂纹都可以通过玻璃基质传播，而玻璃基质又是限制陶瓷材料硬度的因素[59-60]。

事实上，由于玻璃基体中填料比例的增加，现代陶瓷的硬度有所提高。然而，玻璃基质的存在是陶瓷结构的关键，不能完全消除。

抗断裂强度[58]

抗断裂强度是测量材料内部裂纹扩展所需的力。这反映了在材料内部防止裂纹扩展的能力。

在经典陶瓷材料中，抗断裂强度介于$4MPa/m^2$和$10MPa/m^2$之间，而氧化锆的抗断裂强度介于$8MPa/m^2$和$10MPa/m^2$之间[58]。

然而，必须强调的是，从临床角度来看，修复体并非只承受单一载荷，直到达到临界点（超过临界点的最大力）。相反，在短时间间隔内（例如咀嚼期间），它们在临界点以下被多次加载。施加在修复体上的外力的这种循环特性会导致裂纹扩展，最终修复体失败。

陶瓷材料的增强结构

为了克服陶瓷的缺点，如易碎性、抗折性能低和抗拉伸性能低，可以对结构进行修改以克服这些缺陷（图3.32）[53]。

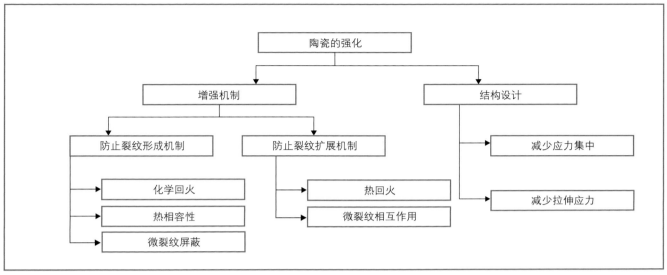

图3.32　陶瓷的强化。

- 结构设计：在设计陶瓷材料时，重要的是评估如何最大限度地减少因压缩和拉伸而产生的应力集中，从而创建一个能够分布和消散这些应力的结构。
- 增强机制：有几种方法可以使陶瓷结构更具抵抗力，它们可以细分为防止裂纹形成的机制和防止裂纹形成后扩展的机制。

防止裂纹形成的机制包括3种不同类型的材料回火：回火被定义为可以显著改善陶瓷和金属机械性能的化学或物理过程。

- 化学回火：它包括用钾离子（K^+）替换玻璃中常见的钠离子（Na^+）结构。钾离子的体积更大（比钠离子多35%），它们的存在会在陶瓷表面产生700MPa左右的残余压缩应力，从而使陶瓷表面更加牢固（图3.33）。
- 热回火：包括陶瓷表面突然硬化，产生残余压缩应力。这是通过突然显著降低陶瓷的温度来实现的，导致薄层表面凝固和残余压缩应力的形成。核心区依然保持液态并且随后凝固，从而产生内部残余拉伸应力（图3.34）。
- 热相容性：是一种用于生产金属–烤瓷修复体的方法。所选择的金属和陶瓷的热收缩系数应略有不同（在0.5×10^{-6}℃的量级）。烧结后，陶瓷熔附的金属基底略有收缩，形成残余压缩应力（图3.35）。

防止裂纹扩展的机制有很多，但最常见的包括微裂纹尖端相互作用和微裂纹屏蔽[58]。

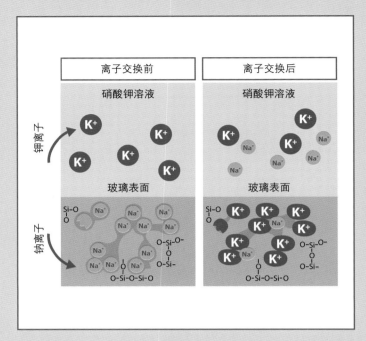

图3.33 化学回火。

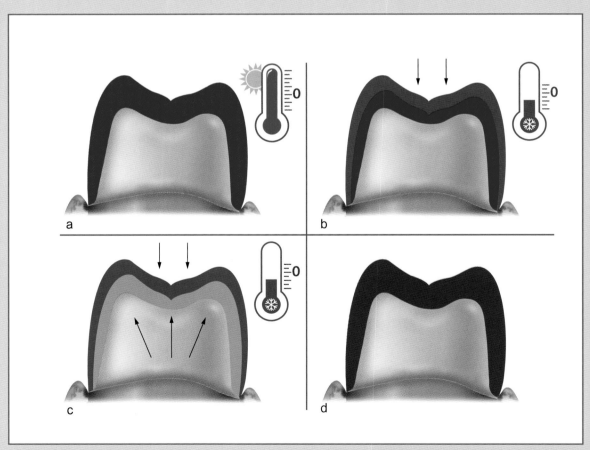

图3.34 热回火。（a）热回火前：高温陶瓷；（b）突然冷却：外围区域突然凝固，但核心区仍然很热；（c）冷却阶段：外部区域产生压缩应力（向内），内部区域产生拉伸应力（向外）；（d）冷却完成。

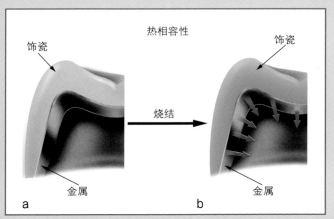

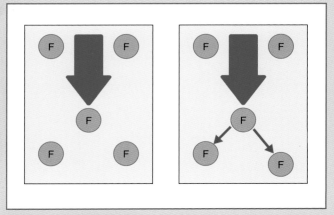

图3.35 （a）烧结前：热收缩系数相差约0.5×10^{-6}；（b）烧结后：金属和陶瓷收缩率不同，产生残余压缩应力（绿色区域）。

图3.36 微裂纹相互作用。

微裂纹相互作用

一旦裂纹形成，填料颗粒可以通过一种称为微裂纹相互作用的机制来减缓陶瓷内部裂纹的发展。

填料颗粒使裂纹偏离到对施加到结构内的初始力不太敏感的区域（图3.36）[58]。

微裂纹屏蔽

在陶瓷等脆性材料中，防止裂纹扩展的防御机制被称为微裂纹屏蔽，这是一种具有结构特征的外部增韧，可以抵抗裂纹扩展能力[58,61]。

外部增韧的主要形式有相变增韧和微裂纹增韧。

相变增韧

这种机制是在氧化锆中特别发现，这种材料由结晶相基质组成。这些晶体可以是四方相，也可以是单斜相，这取决于晶体的取向：四方相的体积比单斜相小得多。

这两个晶相之间的体积差异是理解相变增韧机制的关键：裂纹在陶瓷内部走行，给予周围基质和晶体一定的应力；通常，晶体结构为体积较小（小于$1\mu m$）的四方相，但一旦受到裂纹引起的应力，它们就会转变为单斜相，体积增加约3%。颗粒体积的突然增加会在所有方向上产生相当大的力，该力与裂纹的应力方向相反，将其抵消，有时会通过克服应力来消除裂纹（图3.37a，b）[62]。

微裂纹增韧

裂纹由向前推进的前部"尖端"和较宽的后部"主体"组成。

尖端通常是裂纹扩展力集中的区域，材料本身受损允许裂纹扩展；在后面的部分，扩展力较弱，且在三维空间上更加分散[62-63]。

在以不同形状和方向的晶格为特征的多晶陶瓷中，微裂纹的增韧作用发生在裂纹主体水平上。事实上，在这一水平上，多个微裂纹被打开，从而消散了裂纹扩展力，并且总体上通过施加闭合力的方式增加了裂纹周围的体积（图3.38）[62-63]。

因此，最新一代的陶瓷材料是有效和可靠的冠桥修复材料，这是因为它们的化学和物理特性，以及美学特性，提供了制作修复体时所必要的所有特性[58,61-63]。

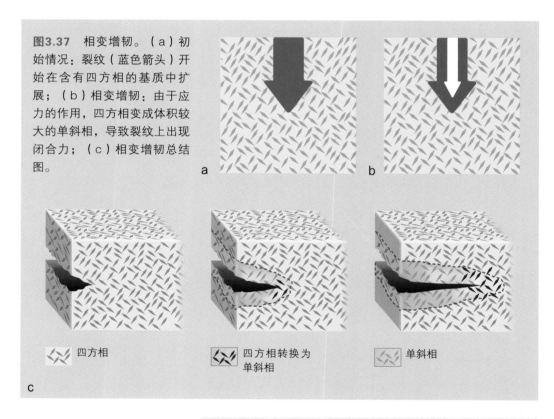

图3.37　相变增韧。（a）初始情况：裂纹（蓝色箭头）开始在含有四方相的基质中扩展；（b）相变增韧：由于应力的作用，四方相变成体积较大的单斜相，导致裂纹上出现闭合力；（c）相变增韧总结图。

四方相

四方相转换为单斜相

单斜相

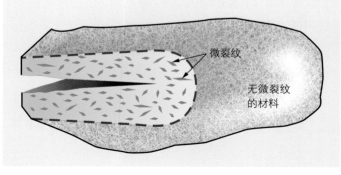

微裂纹

无微裂纹的材料

图3.38　微裂纹增韧。

陶瓷材料的分类

美国陶瓷协会将陶瓷（ceramic）定义为无机、非金属，以及通常是由金属和非金属元素组成的晶体材料，如铝和氧［氧化铝（Al_2O_3）］、钙和氧［氧化钙（CaO）］以及硅和氮［氮化硅（Si_3N_4）］[53]。

因此，陶瓷是一种非金属和无机结构，其中含有氧基化合物和几种金属元素，如铝、钙、锂、镁、磷、钾和钠。

有些陶瓷（ceramic）被称为瓷（porcelain）：它们由高岭土（$Al_2O_3 \cdot 2SiO_2 \cdot 2H_2O$）、石英（$SiO_2$）和长石（$KAlSi_3O_8$）的混合物组成，呈白色半透明。

陶瓷可根据其熔化温度、微观结构（即微晶结构和玻璃成分的数量与类型）以及制造工艺进行分类[53,58]。

基于熔化温度的分类

根据熔化温度的不同，可将陶瓷材料细分为与修复体相关的类别（表3.6）[53]。

- 熔化温度高（>1300℃）：适用于无牙颌固定修复义齿。
- 平均熔化温度（1000～1300℃）：适用于单冠、桥和嵌体。
- 熔化温度低（850～1000℃）：适用于贴面和金属-烤瓷修复体。
- 熔化温度极低（<850℃）：适用于与钛和钛合金配合使用。

基于微观结构的分类

就结构而言，陶瓷可以呈晶相或非晶相（无定形或玻璃相）。陶瓷中晶相的数量影响光学和机械性能：晶相的存在比例越大，机械性能越好，而光学性能则会降低。另一方面，体积较多的玻璃相会使陶瓷材料透明度增加，但机械强度较弱，抗裂纹扩展能力较低[53]。

表3.6　基于熔化温度对陶瓷材料分类

瓷的分类	熔点区间	临床适应证
熔化温度高	>1300℃	无牙颌固定修复或多单位固定桥
平均熔化温度	1000～1300℃	单冠、桥和嵌体
熔化温度低	850～1000℃	金属-烤瓷修复体
熔化温度极低	<850℃	与钛和钛合金配合使用

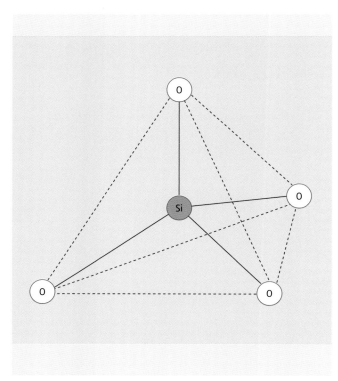

图3.39　二氧化硅的四面体构型。

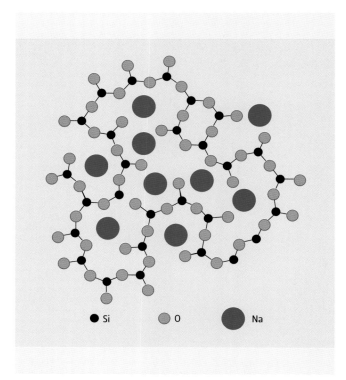

图3.40　阳离子存在时玻璃结构的分子构型。

○ 非晶体陶瓷材料是由一组结晶矿物（长石、SiO_2和Al_2O_3）制成。玻璃结构由硅原子和4个氧原子组成，呈四面体形状（图3.39）。这种结构的化学键包括共价键和离子键，使其稳定并使四面体单元相互结合[53]。

　　因此，形成了一个四面体玻璃网络，具有强大的化学键，而没有自由电子，这使得该结构具有优异的光学和隔热性能，但也使其只具有刚性，因此是易碎的（图3.40）[53]。

○ 晶体陶瓷是由玻璃基质以及包含在内的白榴石氧化铝晶体制成，晶体提高了材料机械性能和抗裂纹扩展能力[53]。

　　陶瓷由玻璃成分和晶体成分组成，材料分类是基于玻璃成分与晶体成分的比例。根据其组成可分为4类[58]。

第一类：玻璃陶瓷

主要由SiO_2（石英）或长石（自然界中发现的钾和钠含量不同的铝硅酸盐）组成。

第二类：含晶相的玻璃陶瓷

在这类陶瓷，由于玻璃相成分（与第1类陶瓷的成分非常相似）与晶相成分之间的比率以及其中晶体的形状（取决于陶瓷）不同，而分为不同的材料。晶体主要由添加到玻璃基质内或直接在基质内部形成的白榴石、二硅酸锂或氟磷灰石组成[64]。

- 长石瓷：它们是玻璃状长石陶瓷，白榴石（$KAl_2Si_2O_6$）的含量较低或中等。白榴石的存在增加了热膨胀系数，使这些陶瓷与金合金亚结构相容（图3.41）[64]。

- 白榴石陶瓷：白榴石（$KAl_2Si_2O_6$）含量约为45%的长石陶瓷。白榴石晶体呈四方形，可以增加材料的机械强度（图3.42）。

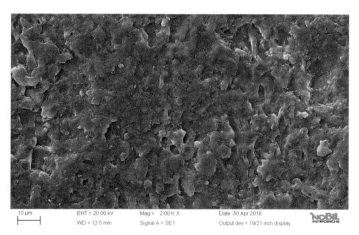

图3.41 长石瓷。（图片由Nicola Scotti教授提供）。

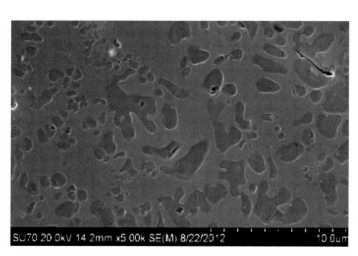

图3.42 白榴石陶瓷IPS Empress（含有40%白榴石晶体）。

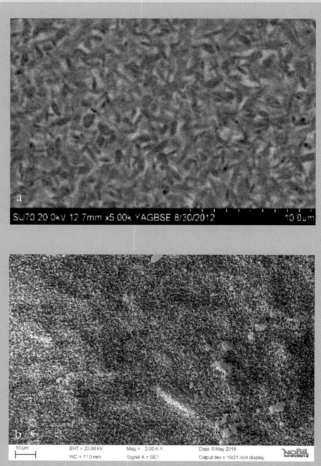

图3.43　（a）IPS e.max（Ivoclar Vivadent，列支敦士登）材料中的二硅酸锂晶体；（b）硅酸锂晶体（图片由Nicola Scotti教授提供）[65]。

o 二硅酸锂基陶瓷：它们是以铝硅酸盐为基质的陶瓷，其中添加了锂氧化物（$Li_2Si_2O_5$），锂氧化物构成其主要晶相。由于晶体彼此紧密缠绕，这些针状的晶体为二硅酸锂基陶瓷提供了较高的机械强度。由于其具有折光性，这种材料具有很高的美学性能（图3.43）。

第三类：玻璃渗透晶体陶瓷

玻璃渗透氧化铝，玻璃渗透氧化锆，玻璃渗透尖晶石：它们由氧化铝、氧化锆和尖晶石组成，烧结时部分渗入玻璃基质。材料的命名（In-Ceram Alumina, In-Ceram Zirconia, In-Ceram Spinell）分别表示了玻璃陶瓷（Ceram）在氧化铝（Alumina,）、氧化锆（Zirconia）和尖晶石（Spinell）基质中的渗透（In）。氧化铝、氧化锆和尖晶石作为粉末进行烧结，即它们经过热处理，将材料从粉末状转化为固态。

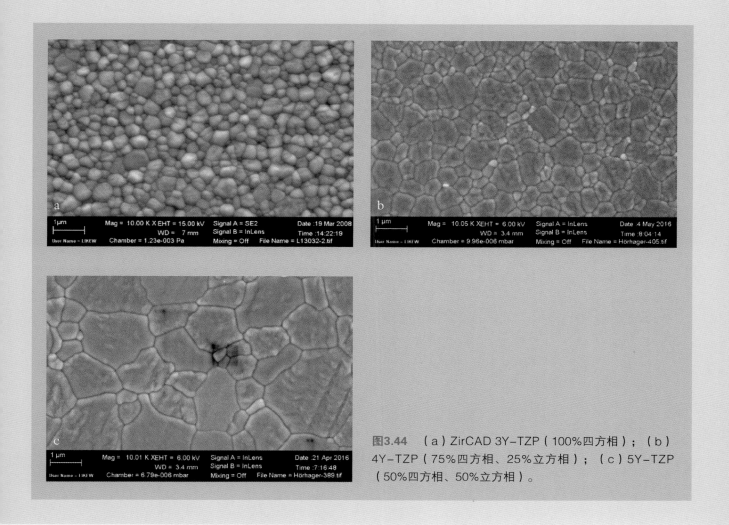

图3.44 （a）ZirCAD 3Y-TZP（100%四方相）；（b）4Y-TZP（75%四方相、25%立方相）；（c）5Y-TZP（50%四方相、50%立方相）。

第四类：多晶陶瓷（氧化锆）

用钇稳定的完全烧结氧化锆：它们是固态完全烧结的单晶相陶瓷，将晶体烧结为一体，形成不含空气和玻璃相的多晶结构（图3.44）。

按加工方式的分类

为了制作永久修复体，陶瓷材料必须采用几种方法进行处理。制作方法多种多样，取决于修复体的类型、基底结构（非金属、金合金基底、氧化锆基底）和所用陶瓷的类型。因此，提供陶瓷材料的加工方式进行分类是非常重要的[58]。

- 粉体/液体，玻璃相系统：在这些系统中，必须将粉体和液体混合，以获得可用于制作修复体的陶瓷材料；它们经常用于有金属、氧化铝或氧化锆基底的饰面瓷部分，在这些基底层表面分层堆瓷（图3.45）。

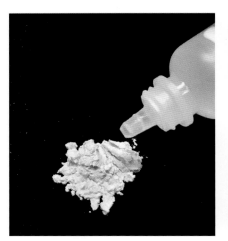

图3.45　瓷粉的粉体/液体。

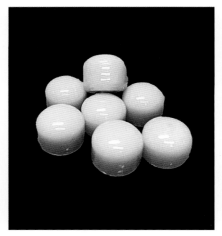

图3.46　可压铸的瓷块。

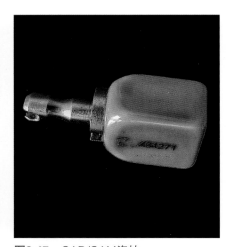

图3.47　CAD/CAM瓷块。

　　○ 含有或不含晶体成分的预制块：是固态瓷块，使用特定器械将其熔化并压入模具中，以获得最终修复体。可以是多色的，也可以是单色的（图3.46）。

　　○ 氧化锆或氧化铝的全晶体陶瓷，通过CAD/CAM工艺制作：这类瓷块通过机械化研磨的方式制作而成最终修复体。它们经常用于制作全冠和固定桥的氧化锆内冠（图3.47）。

　　因此，常用的牙科陶瓷材料主要有4种：长石陶瓷、白榴石陶瓷、二硅酸锂基陶瓷和氧化锆。

　　这些陶瓷具有不同的物理和美学特征，需要仔细选择。修复位点（与美学需求密切相关）、患者的咀嚼功能、修复费用和临床医生的经验等，是在特定情况下决定如何选择理想材料的影响因素。

陶瓷材料的微观结构与生产过程

　　每种类型的陶瓷都有不同的生产技术和物理性能，这与它们的化学结构密切相关。

玻璃陶瓷

　　玻璃陶瓷被定义为含有玻璃相和高分散性晶相的多相固体[64-66]。

　　玻璃陶瓷含有45%～70%的二氧化硅（SiO_2）、8%～20%的氧化镁（MgO）、8%～15%的氟化镁（MgF_2）和5%～35%的其他各种氧化物组成，通常用化学式R_2O和RO表示（图3.48）。

　　○ R_2O氧化物具有增加半透明性的作用：即让光线通过的特性和半透明倾向。

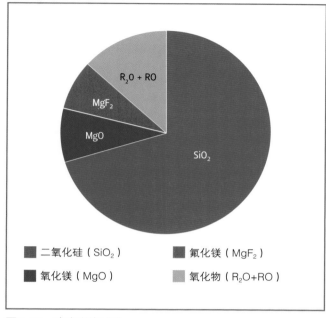

图3.48　玻璃陶瓷成分。

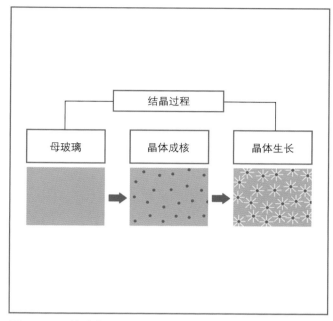

图3.49　晶体成核，结晶与生长。

其含量在5%～25%之间，可由以下一种或多种氧化物组成：0～20%的氧化钾（K_2O）、0～23%的氧化铷（Rb_2O）和0～25%的氧化铯（Cs_2O）。

○ RO氧化物的含量介于0～20%之间，并且至少由以下氧化物之一组成：SrO、BaO和CdO。

其他成分包括约10%的锑酸酐（Sb_2O_5）和5%的染料[66–67]。

陶瓷合成

将瓷粉和水转化为结晶玻璃的过程。结晶过程分为两个步骤[68]：

❶成核：将玻璃加热到750～850℃会形成晶核；为了在基质内形成足够数量的晶核，需要保温1～6小时（图3.49）[66,69]。

❷结晶或晶核生长：为了使晶核生长，将温度升高至1000～1150℃（结晶点），并保温1～6小时，直到形成所需的晶体尺寸（图3.49）[66,69]。

含晶体的玻璃陶瓷

白榴石增强长石玻璃陶瓷

长石陶瓷主要含有SiO_2和不同数量的氧化铝（Al_2O_3）。它们来源于自然界中发现的被称为长石的铝硅酸盐（长石瓷的命名来自长石）。现在也有实验室合成的铝硅酸盐[71–72]。

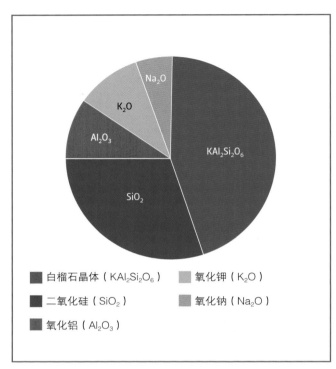

图3.50　白榴石陶瓷的成分。

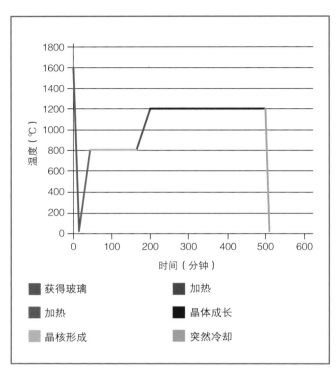

图3.51　陶瓷的合成过程。温度随时间变化的图表。

白榴石陶瓷中含有许多白榴石晶体（$KAl_2Si_2O_6$），体积比可达35%～45%之间[64,69]。基本成分为长石瓷，由63%的SiO_2、19%的Al_2O_3、11%的K_2O、4%的Na_2O和微量其他氧化物组成；白榴石晶体被添加到氧化铝中（图3.50）[73-74]。

这种材料的加工要经过被称为"热压"的过程，将塑化的并且易于成形的陶瓷注入模具内，避免了烧结技术的使用。

而烧结的过程中，瓷粉需要进行高温处理并且容易形成气泡（从而在陶瓷结构中产生缺陷）（图3.51）[75]。

引导白榴石结晶强化陶瓷的过程称为"分散强化"。在这一过程中，不同于基质的材料（如白榴石）的分散相可能有助于减少裂纹扩展[69,76]。

二硅酸锂基陶瓷

二硅酸锂基陶瓷是一种以SiO_2和氧化锂（Li_2O）为基础的玻璃陶瓷，其中包含了晶体填料，以改善一些材料性能，如强度、膨胀性、硬度和热收缩[77]。其他类型的填料包括具有高熔点的玻璃颗粒也包含在内（在基质熔化的高温条件下不会熔化）[78]。

晶体在基质内成核的过程中，二硅酸锂是主要形成的晶相（$Li_2Si_2O_5$），约占玻璃陶瓷体积的70%，是由随机排列的、扁平的、针状和交织晶体组成的结构（图3.52）。

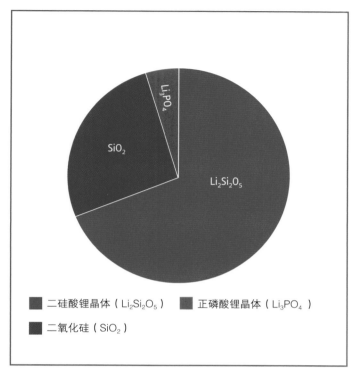

图3.52　二硅酸锂基陶瓷的成分。

与其他陶瓷一样，组成二硅酸锂基陶瓷的晶体结构反映了材料的性能。根据之前显示的一些机制，晶体的随机排列和重叠会导致裂纹偏离或中断。因此，从机械强度和抗弯强度的角度来看，这种结构是理想的[77]。

在该陶瓷中形成的第二种晶相是正磷酸锂（Li_3PO_4），其体积比二硅酸锂小得多。

与白榴石陶瓷相比，二硅酸锂基陶瓷具有更优越的机械性能。事实上，二硅酸锂基玻璃陶瓷具有350～450MPa的抗弯强度和大约3倍于白榴石陶瓷的抗折性能。美学性能也被认为是优秀的：二硅酸锂基陶瓷的高度半透明性是由于玻璃基质和晶体填料之间较高的光学兼容性[77]。材料的光学兼容性是根据光线传播在不偏离的情况下通过材料的光量计算得出的值。从理论上讲，材料中相互不兼容的成分数量越多，半透明性越低。二硅酸锂基陶瓷是一种具有可靠的机械性能的陶瓷，并且具有良好的美学性能[77]。

至于二硅酸锂的加工工艺，白榴石陶瓷的加工工艺相似，但是加工所需温度更低（920℃）。

玻璃渗透晶体陶瓷

玻璃渗透陶瓷中可以含有多达85%的氧化铝，这得益于一种称为"注浆技术"的工艺，该工艺用于生产陶瓷基底，随后用熔融玻璃渗透。

在注浆技术中，有一种模具用于陶瓷基底的生产。这种模具由可吸收液体的多孔材料制成。将一种由瓷粉和水组成的混合物"浆液"放入模具中：一旦"浆液"注入模具中，水就会通过毛细作用减少，使固化的陶瓷以称为"坯体"的中间产品的形式存在。生坯体非常脆弱，必须在1000℃以上的温度下烧结数小时，以使其更具机械强度[79]。这会产生中间产物，即陶瓷基底，具有许多微孔，并通过氧化铝颗粒之间的接触保持在一起。这种微观结构反映了陶瓷基底的机械强度较低，相当于6~10MPa。

镧玻璃的渗透可以提高陶瓷基底的强度，一旦达到熔化温度，镧玻璃就会填充陶瓷基底的孔隙中，并形成致密、耐磨的陶瓷材料。长石瓷在陶瓷基底上分层、堆瓷以改善美学效果[79]。

玻璃渗透陶瓷有以下3种：

❶ 玻璃渗透尖晶石：尖晶石（$MgAl_2O_4$）是一种天然矿物，见于石灰石和白云石中。它具有很高的熔化温度（2135℃）和很高的抗断裂强度（350MPa）；它具有化学惰性，较低的导电性和导热性，以及良好的光学性能和半透明性（类似于玻璃），使得修复体看起来过于玻璃化[79]。

❷ 玻璃渗透氧化铝：氧化铝（Al_2O_3）具有由颗粒组成的精细结构，在玻璃渗透体系中，填料为熔融玻璃，具有与牙本质相似的色度。抗弯强度是陶瓷材料系统中最高的（500MPa）。它们含有高体积百分比的氧化铝（迄今为止，高达60%~70%）和较低的半透明性，由于氧化铝的高折射率而变得不透明。它们用于制作修复体的基底层，表面需要采用美学效果更好的饰面瓷覆盖[79]。

❸ 玻璃渗透氧化锆：基本结构由氧化锆和氧化铝的混合物组成，由于氧化锆能够防止裂纹扩展从而保护整体结构，因此其抗弯强度（700MPa）大幅增加。但是，材质的半透明性较低，因此外观非常不透明。这些陶瓷也经常被用作修复体的基底层，表面需要采用分层堆瓷技术提高美学效果[77]。

多晶陶瓷：钇稳定氧化锆

锆在化学性质上与钛相似，在自然界中无法以纯物质形式存在；它能够以锆氧化物（$ZrSiO_4$）和硼镁石的形式存在于氧化锆（ZrO_2）中。

它在1787年被Klaproth发现，但直到1824年才被Berzelius以基本状态获得（尽管含有铪杂质）。自20世纪40年代以来，它以纯物质形式生产[80-83]。

这种元素的特点是，其纯态（Zr 99%）时被视为一种金属，而以氧化锆（ZrO_2）形式存在时，被视为一种陶瓷。

○ 锆的纯态（Zr 99%）形式是通过Van Arkel的工艺获得的，为一种灰色闪亮的金属，耐腐蚀，比钢轻。它用于核反应堆（图3.53）。

○ 二氧化锆（ZrO_2）是通过Kroll法获得的白色陶瓷粉末。它被用作白色清漆的颜料和研磨剂。为了区别于金属锆，它被称为氧化锆（图3.54）。

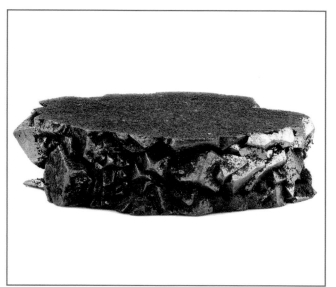

图3.53　纯锆金属。

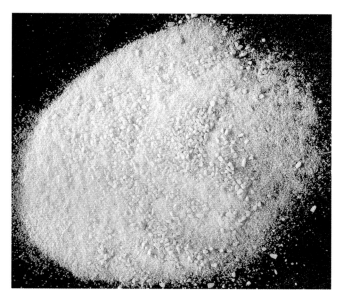

图3.54　氧化锆粉末。

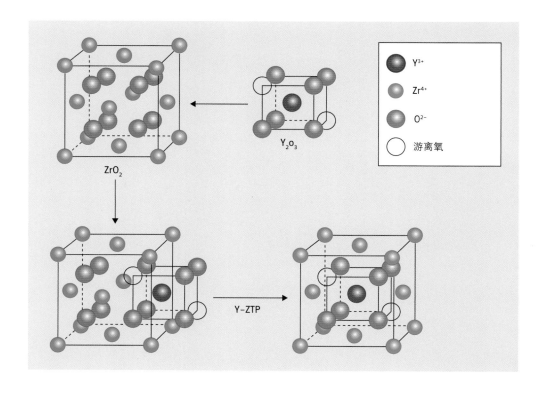

图3.55　钇稳定氧化锆。

在原子水平上，作为锆的氧化物形式的氧化锆可具有3种晶相：室温下为单斜晶，1200℃下为四方晶，2370℃下为立方晶。这使得氧化锆在室温下非常脆弱，不适合用于牙科领域。因此，添加了一些晶体以将其稳定在四方相（具有更好的机械强度）：氧化镁（MgO）、氧化钇（Y_2O_3）、氧化钙（CaO）和氧化铈（Ce_2O_3）。特别是，所谓的"氧化锆"是指用钇稳定的氧化锆（Y–ZTP）：缩写用"Y"表示钇的存在，用"ZTP"表示氧化锆四方相晶体[80–83]。

氧化钇的添加百分比在3%～8%之间。它与氧化锆的晶体结构相结合，在室温下使四方相形式稳定。氧化锆的这种"强制稳定"晶体结构使其具有丰富的固有能量，用于上述相变增韧机制（图3.55）[80–83]。

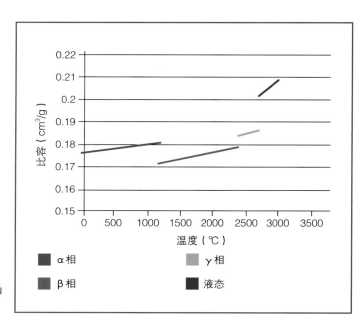

图3.56　氧化锆比容与温度的函数关系。

多晶陶瓷粉末的压实率仅为70%（与微晶玻璃不同），并且在烧结过程中其体积减少约30%；因此，制作修复体时，应当预测和计算该体积减少量。

在多晶陶瓷中制造修复体时，有可能使用两种方法，即使用3D数据以及计算烧结后的体积收缩率。

❶第一种方法：制作一种基质，将特定的粉末压在其上，使其收缩后完美贴合，称为一种适合用于制作修复体的支架结构[84]。

❷第二种方法：用机器研磨部分烧结（10%）的氧化锆瓷块，所得结构的体积大于成品。每个瓷块都用一个代码标识，该代码指示其密度，从而指示烘烤后的体积缩小程度（图3.56）[85]。

粘接的原理
Principles of adhesion

G. Derchi

在这一章应该评估粘接原理了，这对于理解粘接过程至关重要。"粘接"一词是整个过程的关键，需要大量的逻辑和知识。粘接时总是会涉及3种不同的物质，其中两种经常存在，即牙釉质和牙本质，需要不同的处理方法。需要进行全酸蚀还是自酸蚀？我们应该用三步法、两步法还是一步法自酸蚀粘接系统？我们应该如何理解以往需要进行3个步骤的操作流程而现在只需要一步就完成了？要理解这一点，有必要记住化学的基本原理。

粘接剂的种类

粘接是修复成功的关键步骤。为了理解粘接力，必须正确理解粘接物质的结构特征和对应的具体流程，这在总体上显著影响粘接结果的质量和持久性。

以往，人们认为牙齿和修复体之间理想地结合只需要机械固位，由预备体的形状以及基牙的处理来提供适当的宏观及微观固位。然而，粘接不仅基于物理固位，还基于粘接物质之间的化学结合。

用复合树脂材料修复龋病或粘接修复体时，必须使用一组称为粘接剂的化学物质：这些产品能够在不同的表面和材料之间提供有效的粘接，否则，这些表面和材料不会相互黏附。

有两种粘接剂系统：全酸蚀粘接系统以及自酸蚀粘接系统[1-3]。

全酸蚀粘接系统

全酸蚀粘接系统有着丰富的临床历史，因为它已经存在了几十年。由于其使用中隐含的3（或2）个步骤：酸蚀、预处理和粘接，因此也称为三步法或两步法粘接系统。迄今为止，被认为是最好的牙釉质粘接系统之一（图4.1）[4]。

❶37%磷酸酸蚀牙釉质30秒或牙本质15秒。随后用水准确地冲洗酸蚀部位。它具有使牙釉质和牙本质表面脱矿的作用，并能显著减少所处理的表面上的细菌堆积。

在牙本质酸蚀后，一组被称为基质金属蛋白酶（MMP）的酶被释放：这些酶能够降解牙本质胶原纤维并危害粘接界面的稳定性；为了避免这种风险，使用含有苯扎氯铵（BAC）或氯己定等物质的酸蚀剂就足够了，这些物质可以抑制MMP并起到抗菌剂的作用[4]。

❷预处理剂富含水和甲基丙烯酸羟乙酯（HEMA）。它们的目的是扩大牙本质组织中胶原纤维的网状结构，并用亲水性单体湿润它们（图4.2）。

水可以扩张干燥牙本质的胶原纤维，并且可作为蛋白酶抑制剂的载体，但同时也会使混合层易于发生微渗漏。换句话说，水分会允许细菌和唾液渗透到水门汀-牙齿界面）。

使用乙醇作为溶剂的预处理剂（乙醇在粘接过程中挥发）能够提高牙本质和树

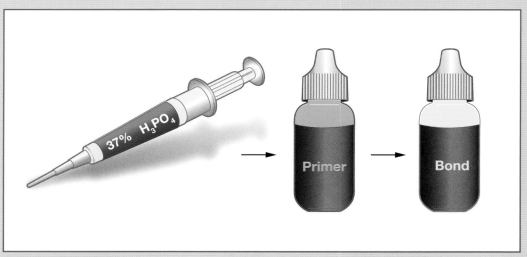

图4.1　全酸蚀粘接系统示意图。

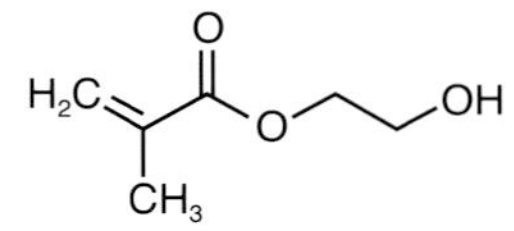

图4.2　HEMA分子式。

脂之间粘接的持久性，从而降低微渗透的风险[4]。

一些具有抗菌作用的MMP抑制分子，如苯扎氯铵或氯己定，也可以添加到预处理剂的成分中。

❸粘接介质是一种涂布于预处理剂上方的粘接剂，含有Bis-GMA。它充当牙体组织表面和修复用水门汀（或复合树脂材料）之间的"桥梁"；它还在牙本质胶原纤维上覆盖一层疏水致密层，起到封闭剂的作用。涂步均匀后必须光照固化约20秒。有时，在牙本质小管内可以检测树脂突的形成，换句话说，树脂部分渗透到打开的牙本质小管内，从而通过微机械固位来增加粘接强度（图4.3）[4]。

目前已上市的自酸蚀粘接系统有两种类型，这两类产品在应用时所需的临床步骤数量上有所不同：即前面提到过的三步法和两步法版本，其中两步法是指将预处理剂和粘接剂包装在同一个瓶子中，与低水含量溶剂充分混合，同时应用（图4.4）[4]。

两步法自酸蚀粘接系统可能存在以下问题：

○ 牙本质胶原纤维之间的树脂渗透不足。

○ 牙本质表面充满水的蛋白多糖分子充当"分子过滤器"，阻止Bis-GMA（大分子）渗透，并将其与其余的预处理剂–粘接剂混合液分离。这会导致粘接剂内

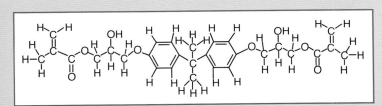

图4.3　Bis-GMA分子式。

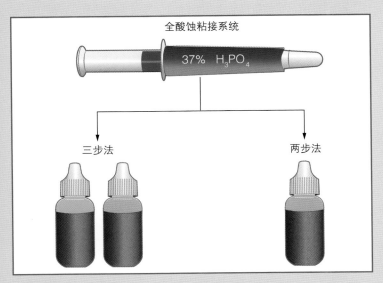

图4.4　三步法与两步法全酸蚀粘接系统[5]。

分"层"，降低粘接质量和长期效果。相反，在三步法体系中，使用乙醇作为预处理剂的溶剂，可以干燥蛋白多糖并防止键单体的形成。

○ 由于两种混合物质之间的相互作用，含有预处理剂和粘接剂的瓶装产品比两个成分单独分装的产品更早过期（尽管保质日期的差异很小）。

○ 致密的疏水树脂层的缺少和牙本质的渗透性增加（酸蚀引起），导致在粘接剂和牙体组织之间的界面上形成具有液体半渗透性的区域，容易发生纳米和微渗漏，使粘接界面随着时间推移容易发生水解和酶降解。这会增加术后敏感性和边缘密封不足的发生率；以乙醇作为溶剂的预处理剂会促进粘接界面水分蒸发，可能会减少这些并发症的发生。

自酸蚀粘接系统

自酸蚀粘接系统的应用时间更晚一些，大约在30年前开始，但无论如何，它都有相关的临床应用史：根据文献报道，在某些情况下，它的粘接性能优于全酸蚀系统[6]。

自酸蚀粘接系统的使用可分为两步：涂布含有弱酸蚀剂的预处理剂和涂布粘接剂；因此，不存在初始酸蚀步骤（图4.5）。

自酸蚀粘接系统被认为是一种良好的牙本质粘接系统，而在牙釉质上，它的效果与全酸蚀粘接系统不一样，因为预处理剂中弱酸成分的强度不足以对牙釉质表面产生影响：釉质棱柱层，也就是通常被酸蚀的部分，并没有被预处理剂内的弱酸充分清除。

因此，粘接剂不能正确地渗透到牙釉质棱柱间隙内，这是粘接剂、水门汀和修复体之间形成正确界面的一个重要因素。为了解决这个问题，需要用37%磷酸酸蚀牙釉

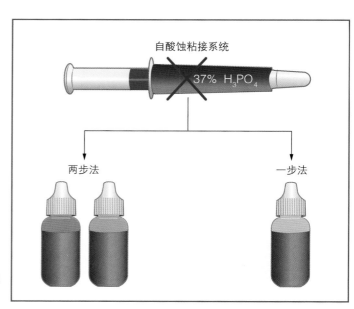

图4.5　两步法与一步法自酸蚀粘接系统。

质，然后用水冲洗（图4.6）[6]。

自酸蚀粘接系统的预处理剂可以在所涂布的物质表面进行自限性的酸蚀作用，因为其中含有弱酸：这些弱酸通过与表面矿物成分发生反应而完全中和，可以省去清除酸蚀剂的步骤。这种酸蚀剂渗透性较低，比全酸蚀粘接系统中使用的酸蚀剂弱[6]。

与全酸蚀粘接系统相比，除了可以减少临床操作步骤和避免了临床医生可能出现的人为错误外，自酸蚀粘接系统最主要优势体现在牙本质层面：形成玷污层，这是在牙体预备时会产生的，但是不需要清除，相反玷污层能够进一步保护胶原纤维，形成所谓的"混合层"[6]。

混合层由羟基磷灰石晶体组成，树脂粘接剂渗透其中：它能够防止基质金属蛋白酶降解胶原纤维，降低术后牙本质过敏症的发生率。

根据预处理剂中所含酸的强度，树脂粘接剂在玷污层中有不同程度的渗透性：如果为酸弱，渗透量约为1μm；而如果为酸强，渗透量可高达4μm。

预处理剂中含有强酸的自蚀刻系统也有上市的商品，但其效果可能类似于无须后续用水冲洗的全酸蚀粘接系统：酸蚀阶段释放的磷酸钙不会被去除，从而削弱牙本质层面的粘接界面[6]。

如果使用双固化或自固化水门汀，一定要记住预处理剂中所含的单体酸可能会干扰水门汀的充分聚合，从而降低粘接力和固位力[6]。

自酸蚀粘接系统的黏附流程分为两个阶段，称为黏附脱钙概念：

在第一阶段，酸与牙体组织的矿物成分发生反应，与羟基磷灰石的钙离子相互作用，导致磷酸盐和氢氧化物离子的释放，直到所有酸性分子被中和。

在第二阶段，反应产生的盐的稳定性得到了确立，如果酸性很强，盐就会不稳

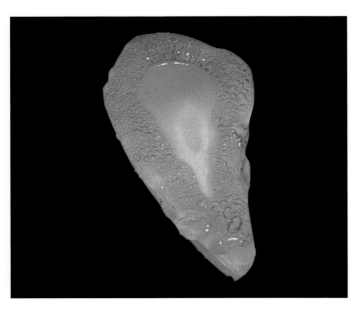

图4.6　选择性酸蚀牙釉质。

定；而如果酸很弱，盐就会稳定。因此，酸的强度与羟基磷灰石反应形成的盐的稳定性成反比。

这种稳定性决定了表面形态：如果分子分解并被移除，则会出现强酸酸蚀的典型表面纹理；而如果分子继续黏附，则表面将呈现类似于弱酸酸蚀获得的典型纹理。在自酸蚀粘接系统中预处理剂内含有弱酸，牙本质胶原由一层稳定的钙盐和羟基磷灰石保护。

自酸蚀粘接系统的化学结合作用是由于粘接剂、硅烷、水门汀中含有功能单体，如MDP（10-甲基丙烯酰氧基磷酸二氢钠）（图4.7）。

该单体两端具有两个不同的基团：与牙体组织表面反应形成钙盐的磷酸基团[7]和与树脂的OH基团结合的甲基丙烯酸酯基团。另一个作用类似于MDP的分子是4-META（4-甲基丙烯氧基乙基偏苯三酸酐）（图4.8），其末端有两个基团：一个甲基丙烯酸酯基团与树脂结合，一个三甲酸酐分子与牙体组织结合。在酸性环境中，4-META似乎比10-MDP具有更好的性能[8]；其中包含的粘接剂具有良好的机械性能。这些分子可以通过材料安全数据表上的CAS（Chemical Abstracts Service，化学文摘服务）代码（如所用粘接剂和水门汀）识别：MDP的CAS代码为855900-00-7，而4-META的CAS代码为70293-55-9。

属于自酸蚀粘接系统的商品中，既有两步法配方，也有一步法配方。后者将粘接系统的两个成分（含弱酸蚀剂的预处理剂和粘接剂）装在一个瓶子中，并将所需的临

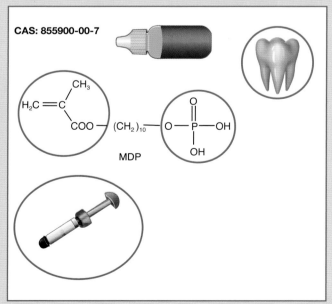

图4.7　含CAS代码的MDP化学式。

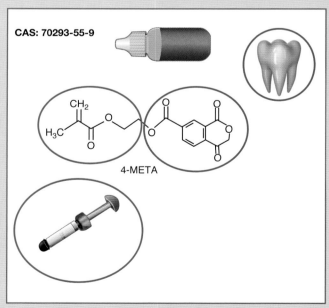

图4.8　含CAS代码的4-META化学式。

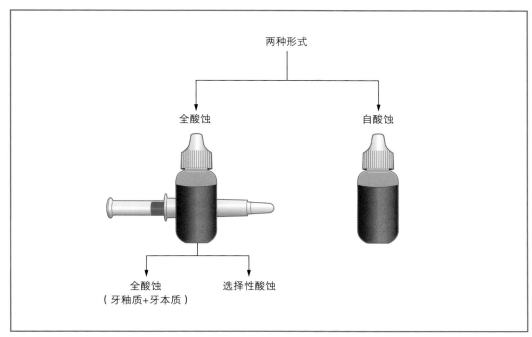

图4.9 一步法自酸蚀粘接系统。

床操作步骤数量降至最低，从而将临床医生可能出现的错误减少到零。然而，该配方有几个缺点，因为它在使用过程中表现出粘接强度较低、较高的吸水率和粘接界面过早老化。此外，由于一瓶中含有全部3种成分，因此有效期较短（图4.9）[6]。

粘接的材料基质
Substrates

G. Derchi

　　探索牙体组织包括详细分析其结构，了解单一成分转化为化学物质的反应机制，这些化学物质在粘接过程相互作用。我们知道牙齿的主要组成是牙釉质、牙本质和牙骨质。其中每一种都需要针对粘接准备而进行不同的表面处理。关于这些不同表面粘接的安全性，人们可以对牙釉质的粘接效果十分放心，因为相关文献已经证明，牙釉质是最易于处理以及最安全的粘接基质，这种感觉就如同可以睡个安稳觉。在处理牙本质时，由于每个操作步骤都需要非常仔细，粘接强度依赖于操作者的技术，因此总会让人有一种不踏实的感觉。当粘接牙骨质时，人们会感到最不踏实，因为牙骨质除非发生了表面磨损，露出里面的牙本质，否则不会形成粘接[1]。

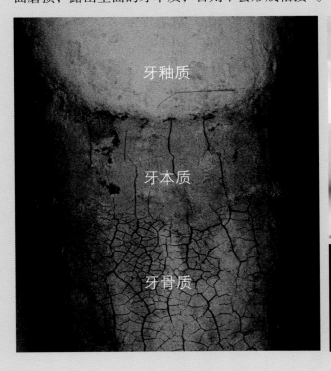

牙釉质

牙本质

牙骨质

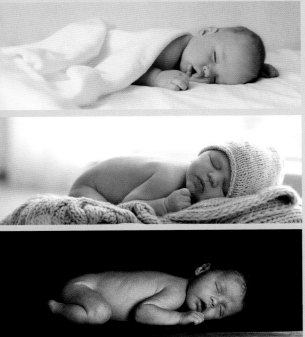

牙体组织的基质

对牙体组织粘接。粘接通常发生在牙本质和牙釉质上，尽管有时可在重新修复的表面/树脂成形部分上进行，因此也可发生在复合树脂材料上。在牙体组织上，我们可以识别出牙釉质、牙本质和牙骨质；这些组织在其结构上存在差异解释了为何在粘接过程中需要根据特定的组织结构而采取不同的操作步骤。至于牙骨质，目前对于这部分结构能否随着时间的推移获得稳定的粘接力也仍然存在争议[1]。

牙釉质

牙釉质是人体内最坚硬、矿化程度最高的结构。它主要包含羟基磷灰石晶体〔$Ca_5(PO_4)_3OH$：90%～92%〕和其他矿物质（3%～5%），有机物含量仅占体积的5%～6%（4%的水和1%～2%的脂质）（图5.1）[2]。

因为牙釉质主要是无机物，所以它不仅对牙齿的半透明性有影响，而且对结构的机械强度也有影响。然而，尽管牙釉质对口腔内产生的力具有极强的抵抗力，但它也会受到龋坏、物理摩擦力造成的磨损以及刚性过高导致折断的影响。此外，由于它主要是一种无机组织，因此无法再生；牙釉质一旦缺失，无法用任何修复材料来替代。

从解剖学上讲，牙釉质覆盖着牙冠，而牙根被牙骨质覆盖。

在微观水平上，牙釉质由数百万个羟基磷灰石棱柱体组成，它们在三维空间中朝向不同，并由直径增加2倍的棱柱间基质分离，从釉牙骨质界向外移动到外表面。所有釉柱均垂直于牙釉质和下方牙本质之间界面（釉牙本质界），且其方向从颈部区域开始逐渐倾斜，直到在切缘和牙尖区域几乎垂直。乳牙和恒牙颈部水平的釉柱方向有

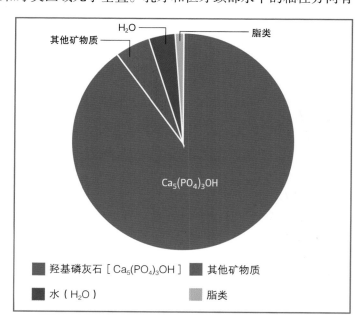

图5.1　牙釉质组成。

很大差异；前者是朝殆面方向，而后者大多是朝根尖方向（图5.2）[2]。

牙釉质的主要特征是它的机械强度。极其坚硬的结构使其成为坚硬但易碎的组织，对不同于釉柱方向的力的抵抗力较低；此外，当从釉牙本质界移动到外表面时，釉柱的紧密程度降低[2]。

如前所述，牙釉质的物理性质与陶瓷的物理性质非常相似。这些特性揭示了牙釉质和下方牙本质之间的关系是十分重要的；形成这样的结构之后，牙釉质组织才能具有很高的抗压能力，可以缓冲咬合力，否则单层牙釉质是无法承受这样的压力的。

至于在牙釉质表面获得最佳粘接力的操作流程，最推荐的是采用三步法全酸蚀粘接系统或两步法自酸蚀粘接系统进行处理，采用自酸蚀系统的前提是在涂布粘接剂之前用磷酸酸蚀牙釉质。这是因为自酸蚀系统的酸蚀剂太弱，不会影响釉柱间基质中的成分，且粘接树脂不能充分渗透入釉柱之中[3]。

牙釉质上能够获得最理想的粘接力，是由于其自身的无机属性，牙釉质不是很潮湿。湿度对树脂粘接剂和水门汀的粘接是不利的。从微机械粘接的角度来看，牙釉质同样也是一种理想的基质。用强酸酸蚀可去除釉柱间基质，有时也可去除釉柱中心的羟基磷灰石，因此，粘接剂能够渗透，从而显著改善微机械粘接力[3-4]。

牙本质

牙本质是一种占牙齿体积的大部分的矿化组织。它可见于牙冠部和牙根部，由于它含有70%的无机物（如羟基磷灰石晶体），而其剩余30%的成分是水（10%）和有机物（20%），它的矿化程度低于牙釉质。

与牙釉质不同的是，牙本质内有神经末梢，由牙髓内的成牙本质细胞持续沉积在

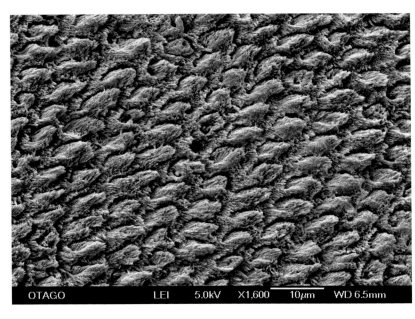

OTAGO　　　　　LEI　　5.0kV　X1,600　　10μm　　WD 6.5mm

图5.2　用扫描电子显微镜（SEM）观察牙釉质。

釉牙骨质界。因此，它是一种有活性的组织，可以通过改变自身结构对有害刺激做出反应。

在微观层面上，牙本质与牙釉质有着很大的不同，其成分也各不相同。

- 前期牙本质：是牙本质的初始成熟阶段；它是一层$10\sim30\mu m$厚的脱矿层，由成牙本质细胞沉积在牙髓和牙本质之间的界面上。

- 牙本质小管：它们遍布牙本质层。这些管腔起源于牙本质和牙髓之间的界面，沿S形路径分布，末端位于釉牙本质界。它们的数量是恒定的，但由于它们从牙髓延伸到牙釉质，随着牙本质体积的增加，它们的密度（单位$/mm^2$）会发生变化。事实上，在牙髓和牙本质之间的界面上，有$45000\sim65000$个小管$/mm^2$，而在釉牙本质界，有$15000\sim20000$个小管$/mm^2$。此外，随着密度$/mm^2$的降低，从牙髓到牙釉质方向牙本质小管的直径也在缩小。

  牙本质小管包含牙本质液和成牙本质细胞突。它们是位于牙髓和牙本质之间的界面上成牙本质细胞的细胞质延伸，持续发挥沉积牙本质的作用；与牙本质小管在一起的，还有牙髓中发出的神经纤维，使牙本质对冷热刺激敏感。

- 管周牙本质：它是牙本质小管间基质的一部分，围绕小管紧密排列；与管间牙本质和前期牙本质相比，它是一种高度矿化的薄层结构。

- 管间牙本质：是牙本质小管间基质的一部分，决定了牙本质的弹性。

此外，根据年龄、沉积时间和导致其形成的刺激因素，有不同类型的牙本质。

- 在牙齿成分形成过程中，在牙根完全成熟之前，原发性牙本质开始沉积，并在牙齿萌出后3年内持续增加。

- 牙根发育完成后形成的牙本质都叫继发性牙本质；它与原发性牙本质的不同之处在于小管的方向更加不对称和无序，并且生长速度慢得多。

- 修复性牙本质或第三期牙本质，是对外部有害刺激（如龋齿、摩擦和创伤）的反应形成的。在受损部位的正下方，牙髓间充质细胞受到刺激分化为成牙本质细胞，沉积牙本质以保护牙髓组织。其结构不规则，小管方向紊乱；此外，当牙本质沉积时，成牙本质细胞突通常向牙髓方向延伸并移动。在这种情况下，牙本质沉积非常迅速，以至于成牙本质细胞经常被包括在矿化组织中。这种类型的牙本质起着抵御外部有害物质的屏障作用；因此，它比原发性牙本质和继发性牙本质的渗透性强得多。

- 硬化牙本质在老化和慢性刺激后形成（例如，缓慢发展的龋齿）。管周牙本质矿化程度更高、密度更高，而牙本质小管则是空的，因为刺激性或毒性刺激导致相关的成牙本质细胞死亡。因此，在受到外界刺激性时这种牙本质对牙髓具有更大的保护作用，其形成有以下3个原因：

► 由于牙本质和牙髓自然老化而形成的生理性硬化牙本质；

► 由化学或物理慢性刺激引起的反应性硬化牙本质；

► 硬化牙本质，因对龋坏反应而形成，外观为黑色，有光泽并且坚硬，有时被称为"干性龋"（图5.3～图5.8）。

关于牙本质粘接，最推荐的解决方案是使用自酸蚀粘接剂，因为牙本质的有机成分含量高于牙釉质（因此，对弱酸敏感），并且靠近牙髓，受强酸处理后容易酸蚀过度。三步法全酸蚀系统以前被认为是适用于牙本质的理想粘接剂。酸蚀，冲洗牙面。窝洞预备后形成的玷污层表面涂布预处理剂，使牙本质胶原纤维发生水合反应；从而，形成一个混合层，由胶原纤维浸入树脂基质而组成[3]。此外，还形成了树脂突；换句话说，它们是酸蚀后牙本质小管内的树脂浸润（图5.9，图5.10）。

然而，这种粘接方法在用于牙本质时产生了各种问题，其中大部分是由于磷酸酸蚀造成的。

牙本质结构失去了它的矿物质成分，而矿物质成分被水取代，结果表面结构中含有70%的水，剩下的30%由胶原纤维组成。树脂渗透阶段后，理论上应该完全替换出水分，形成含30%胶原蛋白和70%树脂的混合层，但实际上没有发生这种情况。因此，在混合层的水平形成了富含水和树脂粉末的区域，并在一段时间后容易发生微渗漏。这就会使口腔内的细菌和其他物质破坏牙本质和修复体之间的粘接稳定性。

据观察，在使用三步法全酸蚀粘接系统后，随着时间的推移，牙本质和修复体之间的界面降解更快。这是因为用强酸酸蚀会释放基质金属蛋白酶（MMP），MMP是降解混合层胶原纤维的酶，随着时间的推移会导致粘接失败[3]。MMP存在于纤维间空间，酸蚀后与胶原纤维相结合，为了确保MMP无法降解胶原纤维，可使用以下MMP抑制剂。

○ 钙螯合剂（EDTA）：基质金属蛋白酶需要钙离子（Ca^{2+}）来保持其结构，否则会受到抑制。钙螯合剂与基质金属蛋白酶中的钙离子结合；它们在牙本质酸蚀后使用。

○ 戊二醛：用于含有60%水、35%［HEMA（甲基丙烯酸羟乙基酯）］和5%戊二醛的溶液中，在酶的肽链之间形成桥接键，抑制其活性。

○ 氯己定：在2%溶液中使用，可使MMP失活。

○ 乙醇：它既能抑制基质金属蛋白酶活性，又能防止它们与胶原纤维接触，因为与水不同，它能增加纤维间的空间，并使树脂更好地渗透到纤维之间。

○ 苯扎氯铵（BAC）：在某些酸蚀剂中发现的一种抑制剂，在酸蚀过程中与胶原

牙体的组织学

Courtesy of Dr. N. Perrini

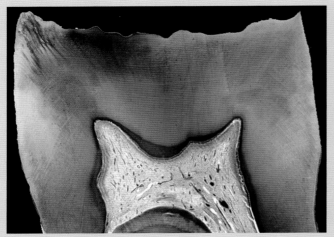

图5.3 健康的牙本质。前期牙本质底部可见明显的完整成牙本质细胞层。可以注意到正常血液循环和无组织的炎症现象。

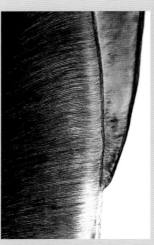

图5.4 1型釉牙骨质界。

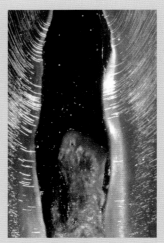

图5.5 单根牙的根管：明显可见牙本质小管的走向和附着在髓壁上的大髓石。

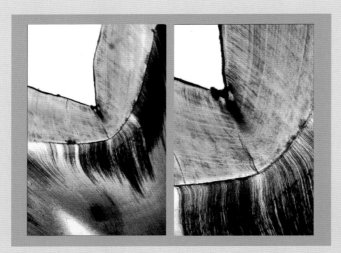

图5.6 中等深度的牙釉质窝沟（2型），可见牙釉质龋。釉牙本质界正常。

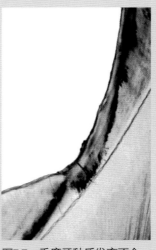

图5.7 重度牙釉质发育不全。

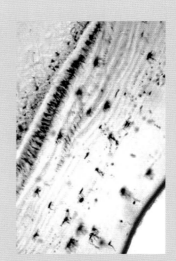

图5.8 牙根表面的牙骨质内有明显的颗粒层。

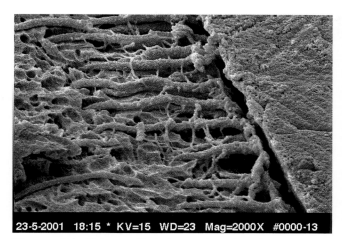 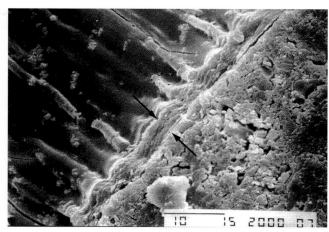

图5.9 用扫描电子显微镜（SEM）观察混合层（图片由 Massimo Gagliani教授提供）。

图5.10 用扫描电子显微镜（SEM）观察树脂突。

蛋白结合；它能抵抗酸蚀剂本身的低pH，并且不妨碍牙本质的粘接。此外，它是一种可以与胶原纤维直接结合的抗菌剂。

○ 12-甲基丙烯酰氧十二烷基吡啶溴化铵（MDPB）：它是一种抑制基质金属蛋白酶（MMP）的分子，通常包含在粘接剂中，它不影响粘接效果的持久性[6]。

酸蚀后牙本质的纤维间隙中存在高度水合和带负电的蛋白多糖水凝胶会降低粘接力。这是因为蛋白多糖对渗透入纤维间隙的树脂起着"分子过滤器"的作用；较大的二甲基丙烯酸酯如Bis-GMA（聚合物交联所需）被封闭，而较小的聚合物如HEMA（交联不需要）被允许通过。因此，在混合层中形成了两种基底：一种是由Bis-GMA组成的表层基底，另一种是由HEMA组成的深层基底。这种情况导致粘接力降低。解决这个蛋白多糖组成的"分子筛"的方法是用乙醇取代预处理剂溶剂并降低水分含量。乙醇使富含水分的糖胺聚糖凝胶塌陷，导致脱水，并通过增加纤维间隙促进甲基丙烯酸酯的渗透。结果表明，与含水湿粘接相比，乙醇湿粘接的微拉伸粘接力提高了17%，18个月后黏附力下降了27%，而水饱和的牙本质在同一时期粘接力会下降52%。此外，纳米渗透和微渗透降低，乙醇显示出抑制MMP的作用。

将Scotchbond Multi-Purpose（SBMP）与水浸润牙本质粘接，用于为期12个月的粘接持久性研究。将SBMP与更疏水的溶液（70%Bis-GMA，28%TEGDMA）进行比较，疏水溶液将与乙醇浸润后的牙本质结合。老化处理1年后，SBMP组粘接强度从40.6 MPa显著降低至27.5MPa（24小时内与对照组相比降低32%），而疏水性Bis-GMA/TEGDMA混合物组从43.7MPa降低至39.8MPa，无显著性差异[7]。

迄今为止，两步法自酸蚀粘接剂被认为是最适合用于牙本质组织粘接的选择，因为使用这种粘接剂可以将玷污层保留在牙本质表面上，由于预处理剂中含有酸性单体，树脂会渗透进入玷污层。因此，形成了胶原纤维周围被羟基磷灰石晶体覆盖，并受到浸润树脂保护的混合层[4]。

粘接流程

牙体组织的粘接流程可以总结如下：

○ 牙釉质粘接推荐使用三步法全酸蚀粘接[3]。

► 32%～37%磷酸酸蚀牙釉质15～30秒，酸蚀牙本质15秒；

► 用流水冲洗酸蚀剂20秒，表面吹干几秒钟；

► 涂布2～3层预处理剂，用气枪吹薄以减少预处理剂厚度；

► 涂布粘接剂，用气枪吹薄后光照固化20～40秒。

○ 两步法全酸蚀粘接流程：预处理剂与粘接剂装在同一个瓶子中。因此，必须小心处理溶剂。根据其溶剂挥发情况，可能需要涂布一层以上，以保证长期稳定的粘接效果[3]。

○ 一步法全酸蚀粘接系统：粘接力差异很大。这种产品不建议用于牙釉质或硬化牙本质，它们应该单独进行酸蚀处理；在牙本质表面涂布多层粘接剂可提高粘接效果[3]。

○ 自酸蚀粘接系统：建议选择性酸蚀牙釉质，而自酸蚀粘接系统适用于新鲜预备的牙本质表面，尤其是近髓的预备表面或牙本质敏感的情况。这时，三步法全酸蚀粘接系统可以用于牙釉质。建议对硬化牙本质使用三步法全酸蚀粘接技术，因为牙本质很可能被细菌浸润。并且，玷污层高度矿化非常致密。同样的三步法全酸蚀粘接技术也推荐用于激光处理的牙本质，激光处理的牙本质表面过于致密，并且含有变性胶原纤维。活髓牙牙本质的粘接是不稳定的，因为它的异质性特征和含水量；越靠近髓腔的区域，牙本质小管数量和大小增加，这也就增加了牙本质的水分含量，这部分的牙本质粘接比表层牙本质更加困难，因此，需要以下方案：

► 32%～37%磷酸单独酸蚀牙釉质15～30秒（全酸蚀粘接系统）；

► 流水冲洗酸蚀剂20秒然后气枪吹干；

► 在牙釉质与牙本质表面涂布含有弱酸的预处理剂（自酸蚀粘接系统）；

► 15秒后吹干留下薄层预处理剂，这个时间间隔是弱酸处理牙本质所需要的时长；

▶ 涂布粘接剂，用气枪吹薄；

▶ 光照固化20~40秒。

修复体的材料基质

从金属–烤瓷、长石瓷和白榴石陶瓷，到氧化锆制作的修复体，修复材料的成分可能有很大差异。为了能够用复合树脂材料将修复体与牙体组织粘接，有必要处理修复体的组织面，以便于粘接剂的附着。每种材料都需要应用非常准确的表面处理方案。我们稍后将讨论哪些粘接流程可用于每种修复材料。

修复体所具有的化学和物理特性取决于其材料成分，因此，理想的粘接方案将针对每种材料。为了实现有效和持久的粘接效果，有必要对修复体内表面进行处理，以获得表面粗糙度，从而增加微机械固位力。重要的是，表面处理不会干扰与粘接剂形成的化学键，因为修复体的粘接需要具备微机械固位和化学固位。下面有几种修复体表面的处理方法[8]：

○ 摩擦化学表面喷砂（图5.11）：使用尺寸约为50μm的氧化铝（Al_2O_3）颗粒，保持0.1MPa的压力喷砂5秒钟。由于颗粒撞击在材料表面，形成了微机械固位[8]。

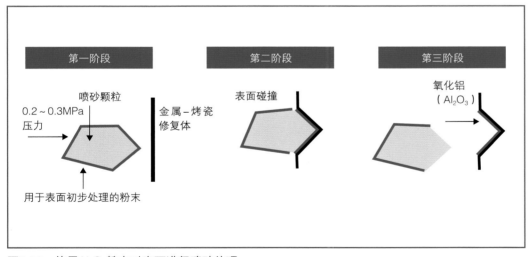

图5.11　使用Al_2O_3粉末对表面进行喷砂处理。

○ 表面抛光：使用甘氨酸粉末或碳酸氢盐进行表面抛光，以清除复合树脂材料表面的残留物，这种处理也会增加表面粗糙度[9]。

○ 酸蚀：用氢氟酸（7%～10%）进行，酸蚀时间20秒到4分钟，可形成粗糙表面，促进微机械粘接。陶瓷中的玻璃相暴露于氢氟酸中会形成微孔；因此，有必要仔细注意酸蚀时间，如果超过4分钟，陶瓷结构可能会变得太脆弱。酸蚀之后，表面应冲洗至少1分钟；某些学者建议使用超声振荡设备。

○ 硅烷化（图5.12）：硅烷（SiH_4）可与陶瓷的晶相和水门汀的有机成分反应，起到两种材料之间的桥梁作用。将其涂抹在酸蚀后的材料表面上，保持5分钟，并使用压缩空气干燥。如前所述，现在的硅烷中含有MDP分子，该分子在修复体表面和树脂粘接剂的甲基丙烯酸酯之间起桥梁作用[8]。

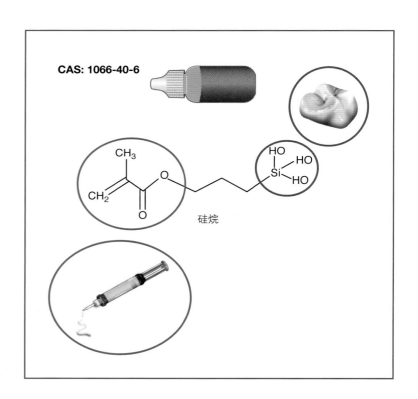

图5.12　硅烷的化学式。

根据使用的修复材料，有一些技术能够比其他技术更有效地创造出理想的粘接表面[3]。

不建议对硅基陶瓷（长石瓷、二硅酸锂和白榴石陶瓷）进行喷砂处理[10]。与单独酸蚀处理后的陶瓷相比，喷砂没有增加陶瓷的表面粗糙度，而是形成了平坦的峰和槽；此外，在修复体内表面上存在形成微裂纹的风险，这可能在受到典型口腔内功能咬合力的影响时，发生修复体折裂和修复失败。造成修复体边缘缺陷和边缘封闭不佳，随着时间的推移会发生菌斑堆积。从长远来看，这可能会增加粘接界面细菌浸润和继发龋齿的发生[10]。

- 对于二硅酸锂基陶瓷，建议使用5%氢氟酸进行20秒的表面酸蚀，以避免过度酸蚀；二硅酸锂与玻璃相相比，它的结构呈结晶状，因此，它对酸蚀剂特别敏感，蚀刻剂对陶瓷的结晶成分特别具有侵蚀性。延长酸蚀时间，会在内部结构中可能形成微裂缝，从而可能会危及材料的结构和抗力[11]。

- 对于长石瓷，建议使用5%氢氟酸酸蚀120秒，因为它们非常玻璃化，并且玻璃颗粒比其他陶瓷类型的颗粒更大、更耐腐蚀[3]。

- 建议使用5%氢氟酸酸蚀白榴石陶瓷60秒，以获得最佳表面粗糙度并避免结构损坏[3]。

- 酸蚀后，硅基陶瓷的表面富含氟化锂或氟化钾盐晶体。这些晶体会干扰水门汀黏附，可通过热水冲洗5分钟或浸泡在高纯度酒精或蒸馏水中来去除[3]。超声水浴也可用于去除氟化物晶体，冲洗酸蚀后的修复体6分钟可增加酸蚀修复体表面的润湿性和粘接效果[3]。

- 也可以使用由氧化锆和氢氧化钠分子溶液组成的物质清洁酸蚀表面；这有助于准确清洁表面，从而获得最佳粘接力[12]。无论如何，酸蚀之后，操作员应继续进行表面硅烷化。

- 对于玻璃浸润的晶体陶瓷，建议使用表面覆盖SiO_2的Al_2O_3颗粒进行喷砂处理[13]。

- 对于氧化锆，建议使用表面覆盖有SiO_2的Al_2O_3颗粒进行喷砂处理。这种处理增加了粗糙度，也提高了与水门汀的化学粘接力，因为SiO_2颗粒嵌入处理过的表面，使其与表面可以进行硅烷化[14-15]。

　　绝对不建议对氧化锆修复体内表面进行磷酸酸蚀，因为氧化锆与玻璃陶瓷不同，其表面化学结构有利于与"桥"分子（如MDP）偶联。酸蚀剂的使用去除了氧化锆表面上通常存在的羟基，这些羟基是氧化锆表面形成化学结合的关键，因此会妨碍修复体形成粘接力[14]。使用氧化锆分子和氢氧化钠清洁表面会增加粘接力[12]。

　　由于修复体材料表面的精确处理，修复材料本身和水门汀之间的粘接界面比水门汀和牙体组织之间的粘接强度更高。因此，对修复材料进行充分的表面处理非常重要，因为大多数粘接失败发生在这个界面水平[16]。

复合树脂的材料基质

> 　　复合树脂材料是用于制作修复体的材料之一。它当然是最容易进行表面处理的材料，因为只需要一种表面处理方案。

　　尤其当牙齿发生大范围龋齿或牙体缺损后，修复体将无法直接粘接到预备好的牙体组织上。相反，修复体将被粘在复合树脂材料或纤维桩上，从而使余留的牙齿结构恢复正常体积。粘接前处理复合树脂材料的最有效方案是使用甘氨酸或碳酸氢钠颗粒进行抛光。这种处理将增加表面粗糙度并清除表面残留物[9]。

　　另一种有效的方法有助于活化树脂成形部分，这部分结构通常已被印模材料污染或长期暴露在口腔环境中（见病例）：

❶用磷酸酸蚀复合树脂表面20秒。不可以使用氢氟酸，因为氢氟酸对复合材料的侵蚀性太强，可能会损坏其结构。

❷使用含有MDP的硅烷。

❸临床医生涂布粘接剂后使用水门汀进行粘接。

病例
嵌体

G. Derchi

牙髓治疗后修复病例的完整治疗过程，通过制作并粘接3个部分修复体，遵照一切必要的操作步骤完成治疗（图1～图17）。

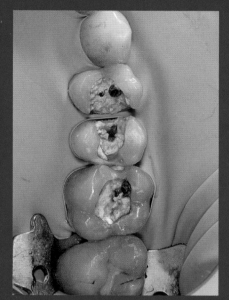

图1 根管治疗后开始修复治疗。

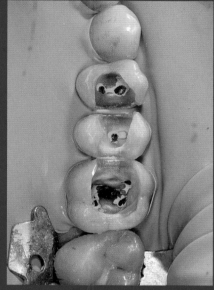

图2 清洁髓腔。

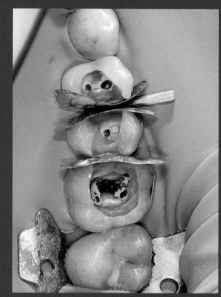

图3 放置成形片。

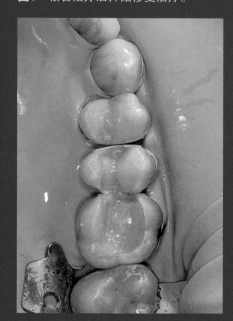

图4 复合树脂成形。

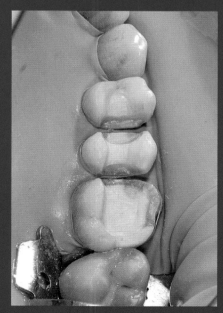

图5 间接法修复的牙体预备。

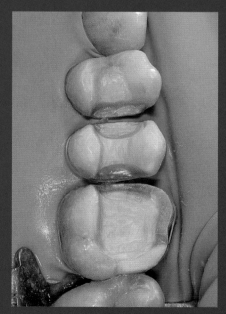

图6 预备体细节。

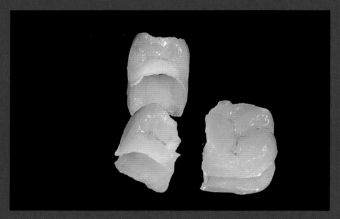

图7　部分修复体。

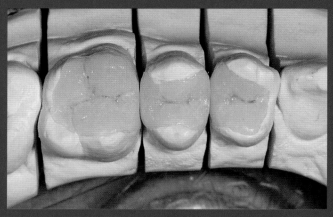

图8　修复体在模型上就位。

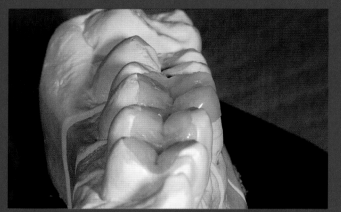

图9　咬合面的侧面观。

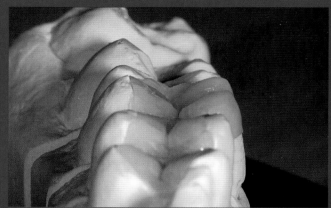

图10　咬合面细节。

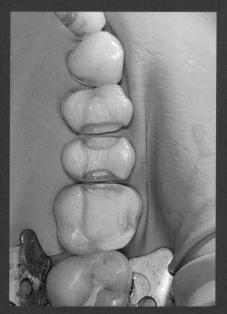

图11　术野隔离。

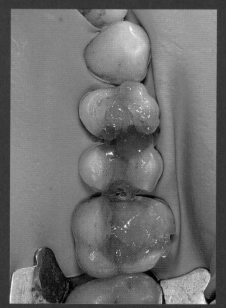

图12　窝洞酸蚀。

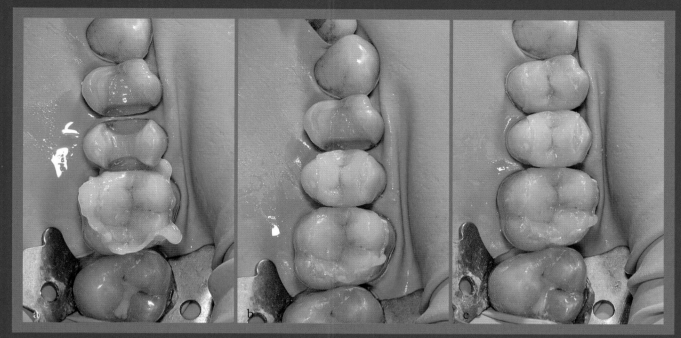

图13　修复体粘接。（a）磨牙；（b）第二前磨牙；（c）第一前磨牙。

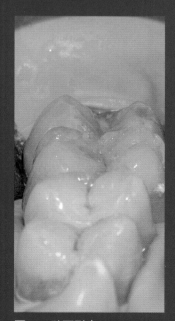

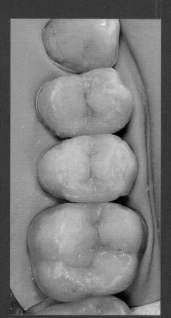

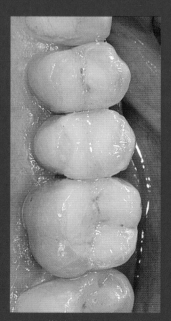

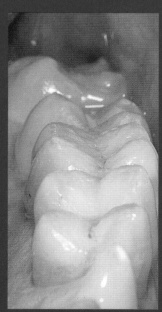

图14　殆面形态。　　　　**图15**　粘接完成。　　　　**图16**　抛光。　　　　**图17**　检查最终咬合面。

粘接：材料选择与临床步骤
Cementation: materials and clinical phases

G. Derchi

学习了粘接原理以及材料结构之后，目前唯一需要详细描述的就是能够将各种不同的物质粘接在一起的材料。我们应该牢记，如果没有进行合理的修复设计和执行计划，基牙预备体的形状和尺寸不符合标准，或者制作的修复体不准确等，那么单靠水门汀粘接剂是无法弥补这些缺陷的。最终粘接前的所有步骤都应尽可能注意细节。

水门汀的特性

水门汀是一种能够同时与牙体组织和修复体发生反应的物质。由于水门汀是介于牙体组织和修复体之间的元素，因此它应该具有一些基本特性，以保证粘接的持久性和质量[1]。

o 生物相容性：水门汀应没有牙髓毒性。

o 足够的粘接力：能够减少修复体和牙齿之间的微渗漏是最重要的特性；由于唾液和微生物的存在，聚合收缩和粘接力减弱会导致微渗透。

o 在水中的溶解度低：水门汀不溶于口腔液体，能抵抗典型的口腔环境内持续发生的pH和温度变化。

o 与修复体边缘的相容性：与修复体边缘的相容性越好，微渗漏的风险越低，因此继发龋的风险越低。

o 与牙本质足够的结合力：能够对口腔环境内的功能负载和循环负载具有一定的抵抗力，这个特征会受水门汀的弹性影响。树脂水门汀是对这些外力抵抗力最强的水门汀材料之一。

○ 阻射性：水门汀可在放射线照射下显影，这样就可以通过X射线观察和识别继发龋。

○ 美学特性：很重要，因为非金属陶瓷材料的修复体具有典型的半透明性，其底层一旦使用水门汀就会对修复体的颜色产生影响。这些性质对于长期的颜色稳定性至关重要：双固化水门汀和化学固化水门汀中含有化学固化时所需的叔胺，由于叔胺会随时间降解，长时间后可使水门汀变色，因此修复体颜色也会发生变化。

○ 明确定义的粉液比：它们决定水门汀的机械性能、工作时间和固化时间；此外，建议遵循制造商提供的说明，以获得最佳水门汀性能（图6.1）。

○ 水门汀层：薄层水门汀可以保持其机械性能，不影响黏附质量，并尽量不干扰修复体就位，确保基牙和修复体之间的相容性最大。

重要的是，要注意如何将水门汀涂布于修复体上：水门汀应涂布于修复体组织面，以便基牙可使修复体整个内表面形成薄层水门汀。相反，如果将其涂布于预备体的底部，这可能会在预备体咬合面上形成一层厚厚的水门汀层，从而妨碍修复体就位。

牙齿和修复体之间的粘接取决于3种机制：非粘接（或机械）覆盖、微机械粘接和分子水平（化学）粘接。

○ 非粘接或机械覆盖通过水门汀本身的渗透性进入两种物质（牙体组织和修复体）表面的不规则处而粘接修复体。这需要预备体具有一定高度的固位型以及合适的聚合度，使修复体和基牙之间相适配。

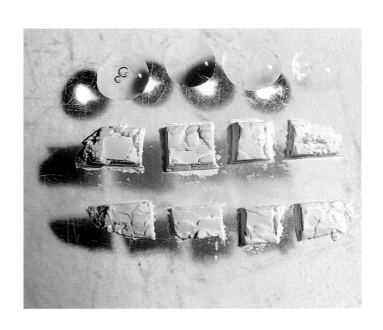

图6.1　水门汀粉液比例。

- 微机械粘接包括在经过处理的（酸蚀、喷砂或其他方式）材料表面不规则处渗入水门汀而获得的微机械连接（强度为30~40MPa）。
- 分子水平的（化学）粘接包括在两种物质之间建立化学键并形成粘接力。

水门汀可分为3种类型：传统水门汀、树脂水门汀和混合型玻璃离子水门汀[2]。

传统水门汀

传统水门汀（或水基水门汀）是基于酸碱反应，形成不溶盐和水；固位机制包括机械或非粘接覆盖。这类水门汀包括：磷酸锌和聚羧酸锌水门汀、氧化锌/丁香酚水门汀、玻璃离子水门汀。

磷酸锌/聚羧酸锌水门汀

它们都是粉液混合型水门汀（图6.2）。在磷酸锌水门汀中，粉末含有氧化锌（ZnO 90.2%）、氧化镁（MgO 8.2%）可使氧化锌凝结，用作填料的二氧化硅（SiO_2 1.4%）、促进水门汀混合均匀的氧化铋（Bi_2O_3 0.1%）以及0.1%的其他组分（氧化钡、硫酸钡和氧化钙）（图6.3）。

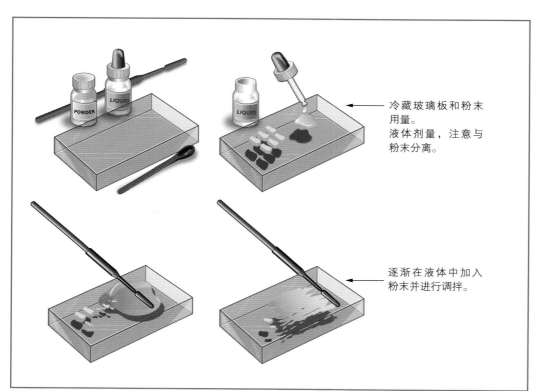

冷藏玻璃板和粉末用量。
液体剂量，注意与粉末分离。

逐渐在液体中加入粉末并进行调拌。

图6.2　氧磷酸锌的使用：混合程序和注意事项。粉末和液体的混合物必须达到一定的密度，在提起调刀后，可以在调刀本身和留在调拌板上混合的材料之间形成连续的拉丝。

相对应的液体中含有磷酸（H_3PO_4 38.2%）、水（H_2O 36%）、磷酸锌[$Zn_3(PO_4)_2$ 16.2%]或磷酸铝（$AlPO_4$ 16.2%）、锌离子（Zn^{2+} 7.1%）和铝离子（Al^{3+} 2.5%）（图6.4）。

粘接机制是微机械原理，对应力的抵抗力较低；因此，牙体预备后应具有特定的形态以缓冲拉伸应力。

聚羧酸锌水门汀的粉末是由氧化锌（ZnO）、氧化镁（MgO）和氧化铝（Al_2O_3）组成。相反，其液体中含有聚丙烯酸（$C_3H_4O_2$）、酒石酸（$C_4H_6O_6$）和软骨素（$C_{14}H_{21}NO_{11}$）。

硬化反应结束时，水门汀由聚丙烯酸锌基质组成，比牙本质更牢固地黏附在牙釉质上。

用磷酸锌或聚羧酸锌粘接的修复体，其失败通常是由于修复体固位力差造成的，因为这两种水门汀比玻璃离子水门汀更难溶于水，尽管它们可溶于酸性环境[3]。事实上，在酸性环境中，可以观察到水门汀分解；两种水门汀在初始状态呈酸性，硬化反应后稳定在中性pH，并且两种水门汀都对牙髓有刺激性[3]。

此外，由于聚羧酸盐对应力的抵抗力较低，因此不建议将其作为最终修复体的粘接剂，并且很难在修复体内形成薄层结构。制备应以获得缓冲张力的特定形状的方式进行。

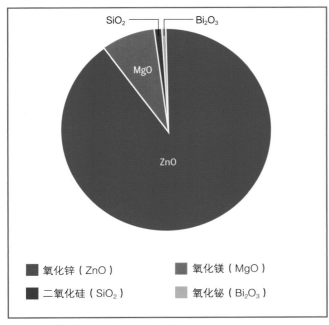

图6.3　磷酸锌水门汀中粉末成分。

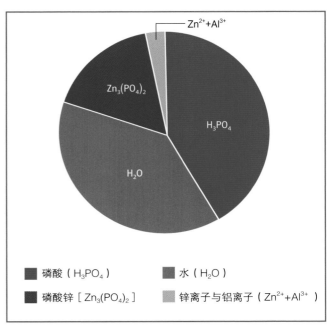

图6.4　磷酸锌水门汀中液体成分。

使用

使用冷玻璃板（增加水门汀的工作时间）。将一定量的粉末分为6~8份，足够用于修复体粘接的量，其中两份的份量大于其他4~6份。随后，将足量的液体（根据制造商的指示）倒在玻璃板上，操作者开始一次向粉末中添加少量液体，使用调拌刀充分混合，直到将全部液体与粉末混合；混合时间在60~90秒。将调拌刀与水门汀接触并提起后，水门汀形成"拉丝"时，即达到了理想的稠度：如果水门汀无法提起拉丝，则流动性过高，而如果水门汀仍然粘在调拌刀上，则水门汀太稠。如果发生这种情况，临床医生不应再添加液体，而应清洁玻璃板并从头开始重新混合（图6.2）。

临床用法

当将水门汀涂布于修复体内表面时，建议用毛刷以减少修复体就位差异。修复体内部不应该充满水门汀，这样会导致修复体与基牙之间的水门汀厚度过大。水门汀硬化后，应清除多余部分，需要特别注意使用牙线清除邻面间隙中多余的水门汀。

特别声明和注意事项

建议使用厚而冷的玻璃板用作调拌板，以便吸收粉液反应释放的热量，同时在混合过程中逐渐加入粉末也应该避免过度产热。反应产生的热量可能导致水门汀过早硬化，因为它会加快反应速度。水门汀因而难以使用。

水门汀的液体成分需要保存在密封容器中，因为如果液体被环境中的水分污染，水的百分比会增加。液体中水含量越高，硬化反应越快；此外，可以观察陈旧的液体成分的颜色变化。

氧化锌/丁香酚（丁香油）水门汀

氧化锌/丁香酚（丁香油）水门汀比磷酸锌水门汀更难溶于水，并且具有良好的机械性能。然而，就腐蚀性而言，它们的性能不如其他水门汀，因此，氧化锌和丁香酚混合物被用作临时粘接剂。

由于丁香酚的存在，它们具有抑菌作用，可以提供良好的密封性，但也很容易被去除。如果最终修复体计划使用树脂水门汀，那么最好不要将氧化锌/丁香酚用作临时粘接剂，因为丁香酚会抑制树脂的聚合；在任何情况下，最终粘接之前，必须非常仔细地清洁预备体。

用法和注意事项与磷酸锌水门汀相同，在上一节已经说明。

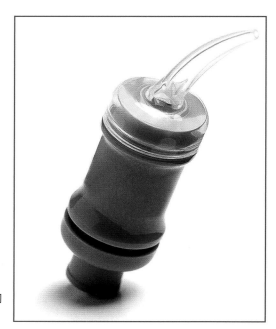

图6.5　待激活的预存剂量玻璃离子水门汀胶囊。

玻璃离子水门汀[4]

这类水门汀可以粉-液形式存在，也可以更精确的粉液剂量保存在胶囊中。它们属于酸碱水门汀类，在发生酸碱反应后硬化（图6.5）。

该粉末含有一种基本的玻璃成分：29%二氧化硅（SiO_2），16%氧化铝（Al_2O_3），5%氟化铝（AlF_3），34%氟化钙（CaF），5%冰晶石（Na_3AlF_6），9.9%磷酸铝（$AlPO_4$），以及微量的镧、锶和钡，提供阻射性（图6.6）。

液体中含有酸性成分：35%聚丙烯酸（$C_3H_4O_2$），5%~15%酒石酸（$C_4H_6O_6$），以及微量衣康酸（$C_5H_6O_4$）、马来酸（$C_4H_4O_4$）和水（图6.7）。在所有添加剂中，酒石酸是必不可少的，它可以增加工作时间，改善了水门汀的硬化反应。一旦混合，水门汀是由硅胶和氟化物晶体包围的玻璃颗粒化合物组成。在硬化阶段，这些晶体与牙釉质和牙本质结合。与牙体组织发生粘接是由于水门汀和牙体组织中的钙盐之间发生反应。氟离子被释放出来，增加了预防龋坏的能力[4]。

与磷酸锌水门汀相比，玻璃离子水门汀更易溶于水，尤其是在硬化过程的初始阶段。因此，在粘接过程中对该区域进行充分隔离非常重要。

然而，硬化后水溶性就不再是个问题：水门汀保持硬化状态，并且释放氟离子，使这类水门汀适合龋齿易感患者[4]。

临床用法

牙体组织越干净，钙/磷离子与水门汀之间的反应越有效。因此，事先用酸性试剂（去除

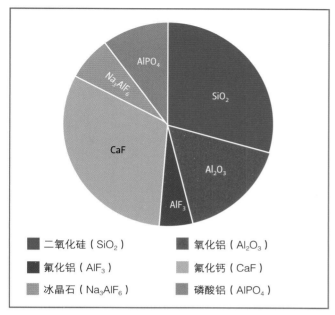

图6.6 玻璃离子水门汀中粉末成分。

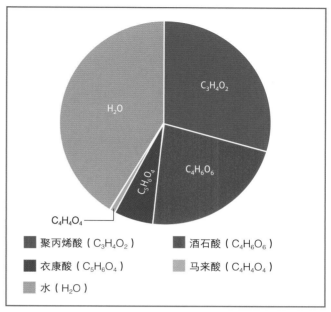

图6.7 玻璃离子水门汀中液体成分。

玷污层）处理牙本质，然后用三氯化铁溶液处理牙本质是很重要的；亚铁离子沉积在牙本质上，促进与水门汀的相互作用。

不建议使用冷玻璃板，因为玻璃离子水门汀混合过程中不会释放热量，而工作时间会长达9分钟。混合时，可将粉末分成两等份，每次将一份粉末加入制造商指定的液体量。工作时间在30～60秒之间。一旦水门汀接近炼乳的稠度，在变成薄膜状之前，应立即将其导入修复体。一旦水门汀开始像薄膜一样，它的黏度就太高了[4]。

特别声明和注意事项

从开始调拌算起，凝固时间约为3分钟，因此，粘接修复体的区域应保持干燥，直至水门汀完全硬化；边缘应使用制造商提供的保护剂防潮，而多余的水门汀应在完全硬化前清除。

应特别注意胶囊状的玻璃离子水门汀，它的混合时间约为10秒，而粉-液状配方玻璃离子水门汀的混合时间为60秒。

玻璃离子水门汀与不同的牙齿组织黏附可分为几个阶段：首先，水门汀较软时使用，可使牙体组织表面得到充分的润湿；随后，水门汀的羧基与牙齿表面的水形成氢键，迅速增加粘接力。

这些氢键随后被真正的离子键所取代，换句话说，就是牙齿表面的阳离子和水门汀内的阴离子，因此在牙齿和水门汀之间产生了一个"离子交换"层[4]。

因此，玻璃离子水门汀的粘接力可归结为以下两个因素：一种是微机械原理，因为这些水门汀的酸性特性使它们能够轻微酸蚀牙体组织；另一种是化学原理，如上所述，是水门汀的多酸分子和牙齿表面的钙离子结合在一起。

作为对化学结合粘接理论的进一步支持，根据该理论，玻璃离子水门汀和牙体组织之间的化学粘接发生在矿化成分上，结果表明，在牙釉质粘接的强度（2.6～9.6MPa）比牙本质粘接的强度（1.1～4.1MPa）更高[4]。

此外，玻璃离子水门汀的粘接力可以快速形成：在15分钟内可达到最终黏附力的80%，而剩下的20%在接下来的几天内达到。

树脂水门汀

树脂水门汀由Bis-GMA树脂基质和尺寸各异的有机填料组成。

与传统水门汀相比，它们具有更低的黏度、更好的美学性能和更高的抗弯曲和抗压强度。它们不溶于水，并且在此类水门汀与牙体组织之间的界面中检测到的微渗透水平非常低[3,5]。

它们适用于所有非金属陶瓷材料，其粘接机制主要是化学粘接，由于这一特性，在制备牙齿时可以更加保守，更少地去除牙体组织[3,5]。

为了获得最佳粘接力，需要使用粘接剂，该粘接剂可通过微机械粘接和化学粘接方式粘接到牙齿表面的牙釉质上。在牙本质上，这些粘接剂形成一个由树脂基质组成的混合层，胶原纤维嵌入其中。为了黏附在陶瓷材料上，表面硅烷化是必要的。这样可以在树脂水门汀和玻璃表面之间形成了一个分子"桥"[3,5]。

在最新一代的树脂水门汀中添加了一种称为MDP的新型分子，其功能是充当不同材料之间的桥梁：一端有一个磷酸基团，与修复体的成分（氧化锆和微晶玻璃）发生

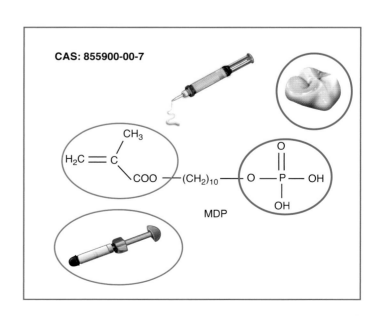

图6.8　含MDP成分的双固化。

反应；而另一端有一个甲基丙烯酸酯基团，它与水门汀的树脂基体结合（图6.8）。

这些水门汀可以分为自固化、光固化和双固化。

自固化水门汀

有两种成分：碱性糊剂和催化糊剂。硬化反应是由化学促进剂引发的，如叔胺和过氧化苯甲酰（$C_{14}H_{10}O_4$）（图6.9）。

它们的主要用途是粘接较厚的修复体，因为修复体较厚时得紫外光无法穿过修复体固化水门汀。例如，含有不透明基底层（金属或氧化锆）和铸造桩的牙冠。这些水门汀的缺点包括：工作时间较短，随着时间的推移叔胺会发生降解，使得颜色不稳定，从而影响修复体的美观效果。另一个问题是，在手动混合两种糊剂会使得水门汀中混入气泡，但这个问题可以通过使用自动混合系统来解决，可以降低混入气泡的百分比[5]。

光固化水门汀

光固化水门汀是一种含有樟脑醌〔对蓝光（波长约480nm）敏感的活化剂〕的单一糊剂。蓝光激活樟脑醌，樟脑醌与叔胺结合，从而释放自由基，进而促使单体转化并产生级联效应。这类水门汀的最大优点就是工作时间无限，因为只有在暴露于蓝光后才会开始硬化。它们通常用于粘接半透明和薄修复体，如贴面和嵌体，因为厚度过大会阻止光线通过修复体以及激活固化反应。此外，随着时间的推移，这类水门汀的颜色更稳定，这对最终修复效果来说是一个非常重要的因素[5]。

双固化水门汀

分别装在两个管中，包含以下成分：一个催化糊剂，包含化学引发剂，如过氧化苯甲酰；一个碱性糊剂，包含水门汀的光固化部分和自固化所需的叔胺。因为这种水门汀既有光引发剂又有化学引发剂，所以它们在化学和光引发两种条件下都会固化；工作时间取决于引发剂的百分比和自固化反应抑制剂的存在[5]。

这类水门汀被设计用于相对厚的修复体粘接，这使得光固化粘接剂的引发剂无法完全激活。即使在蓝光无法到达的区域，自固化成分的存在也应保证水门汀完全转化。这些水门汀的缺点是，当它们没有被正确地光照固化时，尽管存在自固化成分，

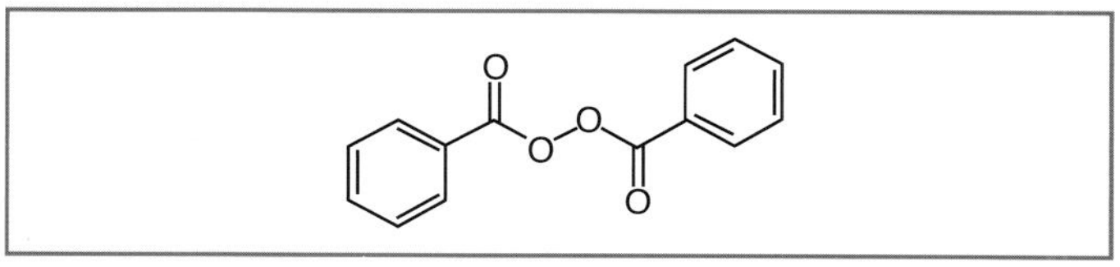

图6.9　过氧化苯甲酰分子。

但与光固化水门汀相比，它们的转化率和整体性能较差[5]。

双固化水门汀也可以是自粘接性的。

即使不使用粘接剂，它们也能提供足够的粘接力，因为它们含有酸性单体，可使牙体组织脱矿；然而，粘接力可能比使用自酸蚀或全酸蚀粘接剂获得的粘接力弱。此外，酸性单体的存在会干扰叔胺，并对水门汀转化率产生负面影响。

双固化水门汀中含有MDP，可促进牙齿基质和树脂成分之间的黏附，从而在两个化学不相容表面之间起到桥梁作用。

其物理性能优于传统水门汀；然而，它们也表现出抗压、抗弯曲和耐磨性等性能低于使用粘接剂的非自粘接性水门汀。建议在咬合应力较小的区域使用[5]。

混合型玻璃离子水门汀

混合型玻璃离子水门汀（或复合物或树脂改性玻璃离子水门汀）是通过向玻璃离子水门汀中添加树脂单体（HEMA、甲基丙烯酸羟乙基酯）而制成的。硬化过程是由酸碱反应过程和聚合反应引起的。

这两个过程导致形成了相当复杂的结构[3-4]，并具有非常微妙的平衡，应通过严格遵守制造商提供的水门汀使用说明来保持这种平衡。

这类水门汀中的"玻璃离子"成分由标准玻璃离子水门汀中的玻璃成分组成，而酸性聚合物带有乙烯基（$C_2H_3^+$）可与树脂成分形成共价键。

这类水门汀与经典的玻璃离子水门汀有许多共同特征[3-4]：

○ 相似的物理性质。

○ 可释放钠、铝、硅酸盐和磷酸盐。

○ 可在酸性环境中释放钙离子。

与标准玻璃离子水门汀不同的一个特点是其生物相容性，由于HEMA单体在周围环境中的释放，尤其是在最初的24小时内，混合型玻璃离子水门汀生物相容性肯定较低。

如果水门汀未充分固化，HEMA单体会大量释放，并可能通过牙本质扩散，导致牙髓内发生毒性反应[3-4]。与水基水门汀相比，HEMA单体的物理性质更类似于树脂，树脂基质会吸收水分，玻璃离子成分发生硬化。然而，这种吸水性会导致复合物体积膨胀，从而使这类水门汀不适合用于粘接全瓷冠（它们会导致牙冠断裂）[3-4]。

影响水门汀固化程度的因素

树脂水门汀的典型特征，如硬度、粘接力和在口腔环境中的低溶解度等，取决于其固化程度，而影响固化程度的因素也会随着时间的推移影响水门汀的性能[5]。这些因素包括水门汀成分、厚度、修复体特征，如光学性能、粘接系统与水门汀的相互作用、蓝光灯的类型等[5]。

水门汀的成分

如前所述，每种类型的树脂水门汀中都含有一种影响其固化方式和固化程度的特定成分。

在自固化水门汀中，由于化学促进剂如过氧化苯甲酰和叔胺的作用，固化过程开始。此外，还有一些阻聚剂，可以延长水门汀的工作时间，延缓材料过期时间。因此，过氧化苯甲酰的低浓度、阻聚剂的存在以及手动混合两种糊状物时混入气泡都会影响固化率（图6.10）[5]。

在光固化水门汀中，固化过程是在蓝光的作用下开始的，蓝光激发樟脑醌，樟脑醌与叔胺结合并释放自由基。这些反过来又开始了级联反应。影响固化率的唯一因素是所用的光源和能够使水门汀聚合的蓝光量（图6.11）[5]。

在双固化水门汀中，有两种固化方式：自固化和光固化。如果蓝光不能照射到水门汀，与光固化水门汀相比，单靠自固化方式会导致固化率很低，尽管这种固化率仍然被认为是可接受的。这类水门汀的优点是，在光线无法照射到的水门汀区域，自固化机制取代了光固化机制（图6.12）[5]。

在双固化水门汀中，酸性单体的存在会降低固化率，因为它会与自固化成分和光固化成分的化学促进剂相互作用。

据观察，加热树脂水门汀可降低它的黏度，因此，单体和自由基的流动性增加。相应地会提高固化率，但同时也会减少工作时间[5]。

水门汀与粘接系统的相互作用

树脂水门汀与牙体组织的粘接是依靠粘接系统或水门汀的自粘接特性，这些特性取决于水门汀的组成，会影响粘接界面的质量[5]。

有一些粘接系统不应该用于自固化或双重固化水门汀，如两步法全酸蚀粘接系统，其中预处理剂和粘接剂在同一个瓶子，以及自酸蚀一体化粘接系统。这是因为残留的酸性单体会中和树脂水门汀中的叔胺，自酸蚀一体化粘接系统提供的粘接剂表面

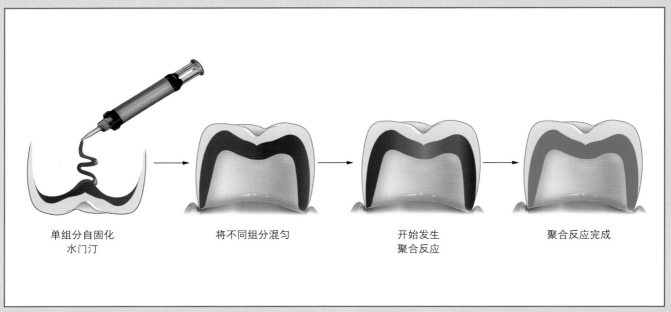

图6.10 自固化水门汀的聚合反应。

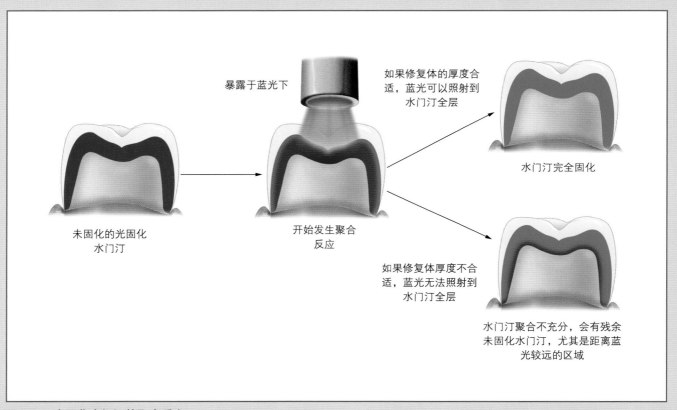

图6.11 光固化水门汀的聚合反应。

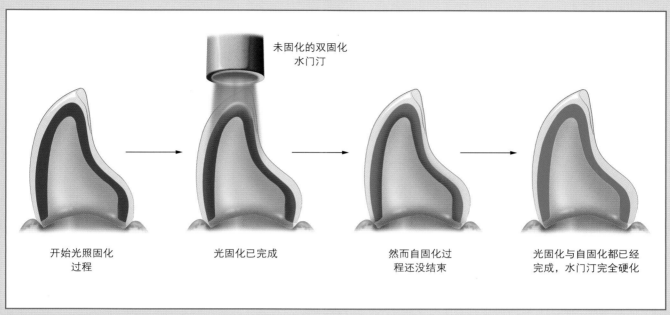

未固化的双固化
水门汀

开始光照固化
过程

光固化已完成

然而自固化过
程还没结束

光固化与自固化都已经
完成，水门汀完全硬化

图6.12　双固化水门汀的聚合反应。

对牙本质液是可渗透的，这可能会破坏粘接剂和水门汀之间的界面[5]。

全酸蚀两步法粘接系统和自酸蚀一体化粘接系统应专门用于光固化水门汀[5]。

对于自固化或双固化树脂水门汀，建议使用三步法全酸蚀或自酸蚀粘接系统，使用分离的预处理剂和粘接剂，如果存在牙釉质需要对其进行选择性酸蚀[5]。

修复体的特点

修复体的材料特点包括防止光线透射，这一点可以影响光固化或双固化水门汀的固化程度。陶瓷材料的厚度、颜色和组成能够改变光的透射性；厚度过大和颜色太深会阻碍光线传导到底层水门汀[5]。

显微镜下，陶瓷具有由孔隙或不同晶相之间的界面构成的光分散点：具有不同折射度的晶相数量越多，将被分散且不会到达修复体内部的光量就越大。

在了解了陶瓷中光分散的性质之后，人们现在可以很容易地理解为什么玻璃渗透的晶体系统（玻璃渗透氧化铝、玻璃渗透氧化锆）比其他晶体系统更不透明。事实上，它们有4个具有不同折射率的相位，从而在结构内部形成大量的色散中心；在这种类型的材料中，厚度稍微增加就会大大降低透光率。相反，像玻璃渗透尖晶石这样的系统只有两个具有相似折射率的相位，因此具有更好的光传输能力。

有晶体成分的玻璃陶瓷更加透明，尽管它们之间有区别：二硅酸锂基玻璃陶瓷比白榴石陶瓷更不透明。二硅酸锂基玻璃陶瓷有两种晶相，一种由随机编织和锐化的晶体构成，另一种由正磷酸锂构成；而白榴石陶瓷只有一种由白榴石晶体组成的相。因

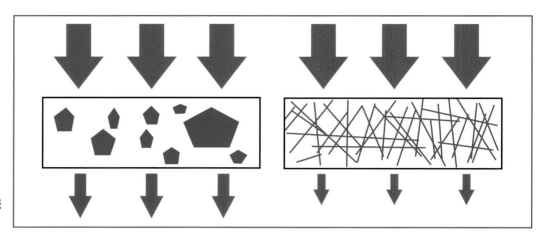

图6.13　白榴石（左）和二硅酸锂基玻璃陶瓷（右）的透射差异。

此，当比较相同厚度时，白榴石陶瓷比二硅酸锂更半透明（图6.13）。

在间接法复合树脂修复时，还存在其他影响光透射的因素：填料分布、颗粒大小、修复体厚度和复合树脂材料。小颗粒填料增加了分散中心的数量，大颗粒填料减少了分散中心的数量。颗粒越大，透光性越好。此外，在厚度相同的情况下，间接法复合树脂修复体比陶瓷修复体透光更多。无论如何，随着厚度的增加，透光率都有可能降低。最后，就像在陶瓷修复体中一样，颜色越深，透光率就越低[6]。

光固化灯的种类

研究表明，双固化水门汀的硬度取决于蓝光照射的水平，自固化部分的成分不能完全补偿光固化部分的缺失。以下两个因素会影响蓝光的照射效果，进而对固化程度有影响：光照强度和曝光时间；光照强度越高，曝光时间越长，水门汀固化率越高。然而，存在一个最高光固化水平，超过这一水平后水门汀将不会进一步固化。

更强烈的光线将可以到达修复体下方的水门汀层。水门汀的转化程度并不取决于光的强度，而是取决于它接收到的特定波长（450～490nm）的光量。如果水门汀受到过多的光照，将在短时间内发生黏度增加，从而妨碍了自由基在基质内迁移完成固化反应。这将形成明显的应力集中[6]。

由于水门汀固化所需的最短光照时间为15秒，曝光时间不随灯的强度而变化：由于一些其他因素会改变水门汀的照射光量（如光线与水门汀的距离，以及操作者的操作手法），所以建议延长照射时间。

因此，在选择使用哪种水门汀时不仅需要了解水门汀的类型及其性能，还需要了解它们与其他材料的相互作用。

小结

在有关粘接原理的章节中，我们分析了各类材料及其适用范围。由于涉及大量的变量（材料、水门汀类型、粘接系统、牙体组织和修复材料），有必要根据具体情况设计修复体，包括牙体组织的准备和修复体材料的选择。

修复体的材料将根据牙体组织结构/材料的类型确定（牙本质、牙釉质、复合树脂材料、各种材料的铸造桩核），并粘接在其表面。修复材料将影响粘接剂的类型、水门汀的类型和粘接流程。水门汀的选择将取决于修复体的形状等。

本章将描述必要的粘接步骤，以阐明许多粘接系统、修复材料、基质和水泥类型。

一般来说，有必要提出4个问题：

❶是否有可能充分隔离该区域？

❷哪种类型的水门汀最适合牙体组织和修复材料？

❸修复体是由什么材料制成，内表面如何处理？

❹修复体粘接后应做什么？

粘接区域的隔离是粘接过程中最重要的一步，它避免了粘接界面与水分的接触，水分的存在对水门汀性能有负面影响（图6.14）。对于患者和需要修复的牙齿采用术野隔离技术是很重要的：用橡胶障隔离存在足够剩余牙体组织的牙齿是最好的解决方案，因为橡皮障本身可以到达牙齿和修复体之间的界面。

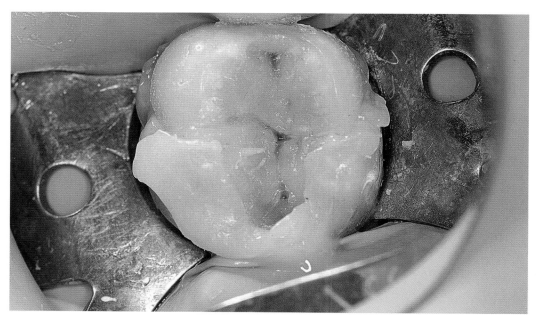

图6.14 粘接过程中修复体就位。

修复体粘接的基底可以由牙釉质、牙本质、复合树脂或这3种材料同时组成。在选择理想的粘接材料时，不仅要考虑预备体形状、牙体组织的特性，还要考虑所使用的粘接系统的种类以及所涉及的所有材料和物质的化学特性[7]。

标准水门汀（或水基水门汀）不需要粘接剂，但预备体的形状应符合一系列先决条件（见第2章）[8]：

- 适当的边缘密合性。

- 预备体聚合度角度为4°～10°。

- 临床冠长至少3mm。

- 足够粗糙的表面：这允许标准水门汀实现微机械粘接；可以用特殊的钻针使表面粗化。

如果不能满足这些条件，则不能保证粘接效果，建议使用树脂水门汀。

请注意，对于同一类型的修复可以使用多种类型的水门汀：最终的粘接力是基于对每种水门汀的优点和缺点的评估，以及它所粘接的基质类型。然而，总的来说，与标准水门汀相比，树脂水门汀有许多优点：它们可以在牙齿和修复体基质上形成化学粘接（从而消除了对固位剂的需要），不溶于唾液，并且表现出更好的力学性能和美学性能。

水门汀的种类

磷酸锌水门汀

用于金属修复体与烤瓷熔附金属冠的粘接，或用于临时修复体的长期粘接。它们的主要缺点是刺激牙髓和粘接力较差。

玻璃离子水门汀

用于金属-烤瓷修复体或氧化锆或氧化铝基底的非金属陶瓷修复体。其粘接性能优于磷酸锌水门汀，但与树脂水门汀相比，它们存在一些缺陷，因此不适合于非金属陶瓷使用：

- 工作时间更有限。

- 固化较慢。

- 弹性模量比树脂水门汀小。

- 体内溶解度高。

树脂水门汀

需要在牙体组织表面涂上粘接剂。如前所述，建议在牙釉质和牙本质上使用两步法自酸蚀粘接系统，在此之前用32%～37%的磷酸选择性酸蚀牙釉质[9]，而复合树脂的酸蚀需要用甘氨酸或碳酸氢盐粉处理。这增加了复合材料的表面粗糙度并且去除了杂质。在有硬化牙本质的情况下，建议使用2%的氯己定或使用带抗菌剂的粘接剂[11]。

双固化树脂水门汀

它们用于粘接纤维桩和非金属陶瓷修复，如冠、桥、贴面、嵌体和高嵌体。如前所述，树脂水门汀类型的选择（自固化或光固化）取决于多个因素，特别是那些影响蓝光传输到水门汀层的因素，如修复体厚度和使用的材料。在修复体太厚的情况下，最好使用双固化水门汀而不是光固化水门汀。

混合型玻璃离子水门汀

用于金属–烤瓷修复体或氧化锆或氧化铝基底的非金属陶瓷修复体，以及临时修复体的长期粘接。

修复体的材料

用于修复的材料决定了内表面处理方式和使用的水门汀类型[12]（表6.1，表6.2）。

金属–烤瓷

如果修复体基牙的形状具有足够的高度和适当的密合度，则金属–烤瓷修复体通常采用混合型玻璃离子水门汀粘接；或者，可以使用磷酸锌水门汀。相关研究正朝着能够将金属烤瓷修复体化学粘接到牙体组织上的方法发展。

含晶相或不含晶相的玻璃陶瓷

包括长石瓷、二硅酸锂基陶瓷和白榴石陶瓷。在这些陶瓷中，不建议对表面进行喷砂[13]，因为它可能会导致微观结构损坏，而选择的处理方法是表面酸蚀[9]。如前所述，酸蚀时间与陶瓷中晶体成分的百分比成反比。

- 长石瓷的结晶成分百分比较低，需用5%氢氟酸（HF）酸蚀120秒。
- 白榴石陶瓷的结晶成分百分比为30%～50%，需用5%氢氟酸（HF）酸蚀60秒。
- 二硅酸锂基陶瓷，主要由晶体成分组成，需用5%氢氟酸（HF）酸蚀20秒（图6.15，图6.16）。

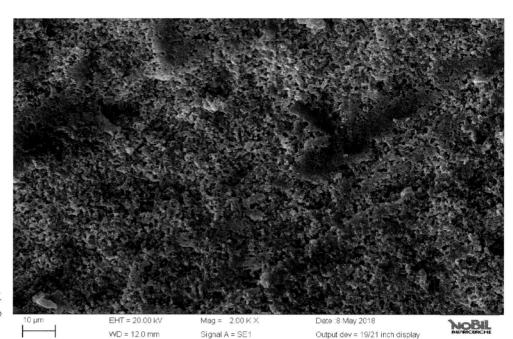

图6.15　用5%氢氟酸处理二硅酸锂基玻璃陶瓷酸蚀20秒（Ivoclar Vivadent）。

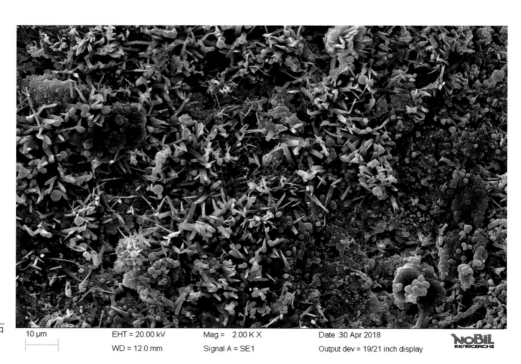

图6.16　用5%氢氟酸处理长石瓷120秒（Ivoclar Vivadent）。

如果不遵守相应的酸蚀时间，陶瓷结构会随着酸蚀时间延长而受到损害，从而影响修复体的质量。

在仔细酸蚀和清洁修复体的内表面后[9]，建议使用含有MDP的硅烷[14]，以获得对所用树脂水门汀的最佳黏附力。

玻璃渗透晶体系统与钇稳定氧化锆

尽管这两种材料具有不同的结构特征，但它们的共同点是它们全部或部分由多晶固体组成，如氧化锆或氧化铝。对于这些类型的材料，建议使用磷酸（H_3PO_4）[15]进行蚀刻，因为它们的表面具有羟基，这些羟基被酸蚀剂钝化，而这是粘接所必需的。相反，用氢氟酸（HF）酸蚀似乎不会影响材料表面。

建议使用表面覆盖有硅烷的氧化铝颗粒[15]进行摩擦化学喷砂处理这类修复体，将其嵌入修复体表面，从而增加接触面积，然后使用含有MDP桥分子的硅烷对修复体表面进行硅烷化处理。

表6.1　修复体表面处理

材料	表面处理		
	酸蚀	摩擦化学喷砂或抛光	硅烷+MDP
金属烤瓷	✖	✔	✔
长石瓷	✔ 5% HF 120秒	✖	✔
白榴石陶瓷	✔ 5% HF 60秒	✖	✔
二硅酸锂基玻璃陶瓷	✔ 5% HF 20秒	✖	✔
氧化锆	✖	✔ Al_2O_3喷砂	✔
复合树脂	✔ H_3PO_4 20秒	✔ 甘氨酸或碳酸氢盐抛光	✔

HF：氢氟酸
H_3PO_4：磷酸
Al_2O_3：氧化铝

表6.2　基于修复材料的水门汀类型

材料	水门汀			
	磷酸锌	玻璃离子	树脂水门汀	改良型玻璃离子水门汀（混合型）
金属烤瓷	✔	✔	✔ 自固化或双固化	✔
长石瓷	✖	✖	✔	✖
白榴石陶瓷	✖	✖	✔	✖
二硅酸锂基玻璃陶瓷	✖	✖	✔	✖
氧化锆	✖	✔	✔ 自固化或双固化	✔
复合树脂	✖	✖	✔	✖

复合树脂材料

对于复合树脂材料，喷砂和甘氨酸或碳酸氢盐粉末抛光似乎是有效的，这可以增加复合树脂材料的表面粗糙度并去除杂质。

粘接后处理步骤

修复体粘接完成后，有必要进行粘接后处理步骤，以确保更长的修复持久性。

需要小心清除多余的水门汀，尤其是在牙间隙。这使患者能够执行正常的口腔卫生程序。对于树脂水门汀，建议对其光照几秒钟，以去除略微固化的水门汀。然后，可以将牙线插入牙周间隙，以去除残留的水门汀。插入牙线，形成一个末端沿颊部方向的环，一旦拉动，就可以有效去除多余的水门汀；这时一定要按住修复体并防止其移动。然后粘接步骤就完成了。

有必要检查修复体边缘，确保修复正确就位，边缘密封良好。最后，可使用适当的钻针进行表面处理，以降低微渗漏风险。

典型的临床病例
Emblematic clinical cases

R. Ammannato等

本章展示了5个典型的临床病例（见病例1～病例5）。

Riccardo Ammannato, DDS
Dentist
Self-employed professional
in Genoa
www.studioammannato.com

Nicola Ragazzini, DDS, MSc
Dentist
Professor, master "Protesi
e Implantoprotesi
con tecnologie avanzate"
University of Bologna
Self-employed clinician in
Bologna
www.studioragazzini.com

Riccardo Aiuto, DDS, MSc
Dentist
Master in Dental Research
Professor of Principles of
dentistry and dental materials
University of Milan
Self-employed clinician in Milan

Gianluca Fumei, DDS
Dentist
Professor of Operative Dentistry
and Endodontics
University of Insubria
Self-employed clinician
in Agrate Brianza

Lisa Lardani, DDS, MSc
Dentist
Specialist
in pediatric dentistry
Pediatric dentist
University of Pisa
Self-employed professional
in Livorno

Paolo Usai, DDS, PhD
Dentist
Clinical faculty
in the Department of Operative
Dentistry
University of Sassari
PhD in Aesthetic
Adhesive and Preventive
Dentistry
University of Sassari
Self-employed clinician
in Sassari and Rome
www.paolousai.it

病例1
乳牙的Ⅱ类洞修复

L. Lardani

一位5岁半的患者被带来做定期检查。临床检查显示Ⅱ类洞影响牙齿54和近中龋病影响牙齿55。

图1～图9显示了逐步治疗的过程。

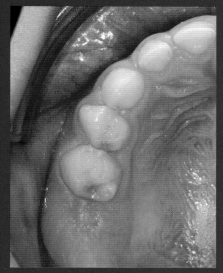

图1 治疗前照片显示54和55的龋坏情况。

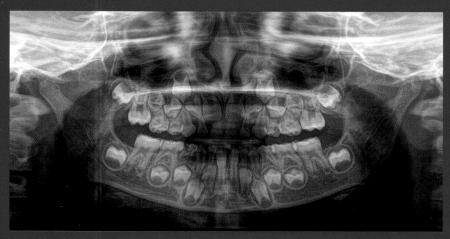

图2 曲面断层片显示54和55龋坏到达牙本质但还未累及牙髓。

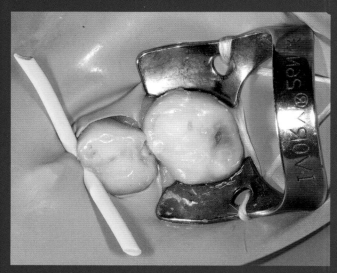

图3 用橡皮障术野隔离。

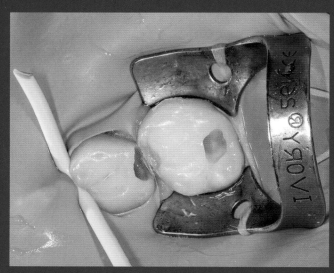

图4 窝洞预备后。

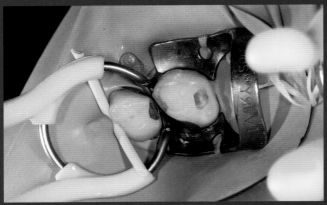

图5 放置成形片Quickmat Junior（Polydentia）、成形片夹myClip Junior（Polydentia）和超小号楔子myWedge（Polydentia）。

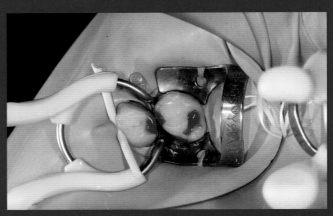

图6 35%磷酸酸蚀窝洞边缘。

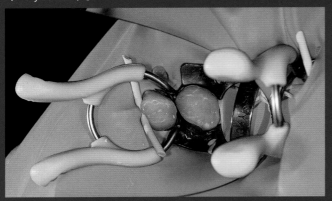

图7 用BioActive材料充填窝洞。重塑𬌗面形态并光照固化。

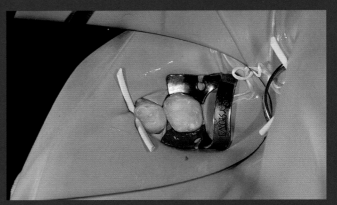

图8 最终修复效果。去除成形片、成形片夹和楔子，然后进行修形抛光。

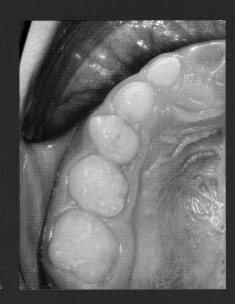

图9 2个月后复查。

病例2
前牙直接充填修复

N. Ragazzini

在保存牙科学和修复学领域，前牙区的直接充填修复依然是比较具有挑战性的治疗之一，因为对治疗效果的美学要求高。

一位25岁的患者对上前牙形状不满意，并抱怨之前的修复体美观效果差，软组织不谐调。

之所以选择保守的治疗方法，是因为所有的牙齿都是活髓牙，并且满足了有效粘接的必要条件：有足量的残余牙体组织，患者年轻，没有变色，不需要明显的牙齿形状改变（图1~图11）。

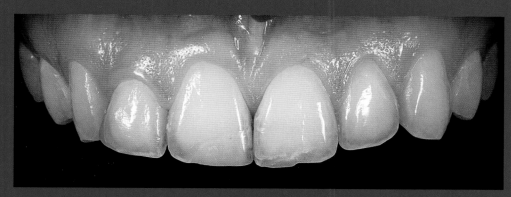

图1 初始状态。

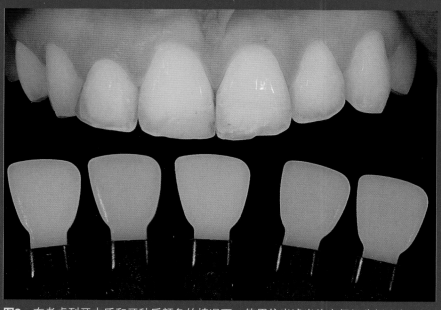

图2 在考虑到牙本质和牙釉质颜色的情况下，使用偏光滤光片来仔细分析比色。

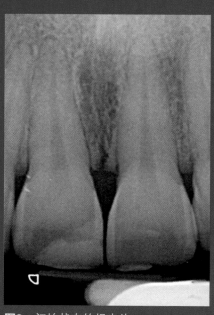

图3 初始状态的根尖片。

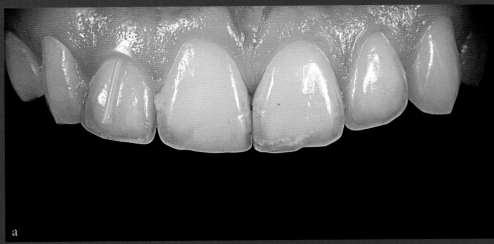
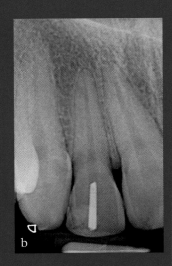

图4 在12牙位上，用牙胶尖评估不完全被动萌出程度，以确定临床冠与骨冠之间的距离。

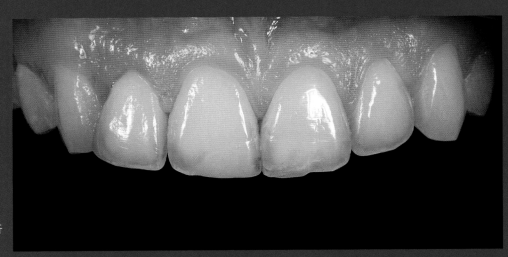

图5 由于不完全被动萌出而行牙冠延长术2周后愈合情况。

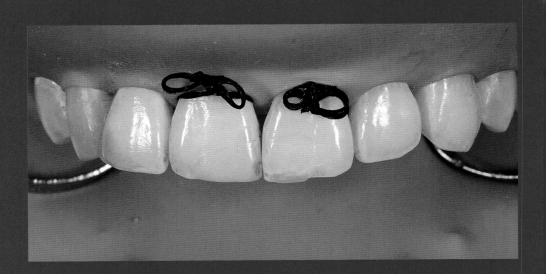

图6 术野隔离。

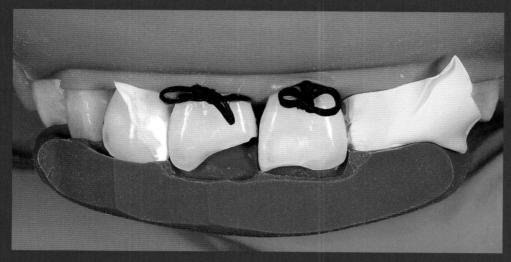

图7 去除旧充填体，根据术前设计的修复体形态制作硅橡胶导板，并通过导板评估修复空间和修复体厚度。

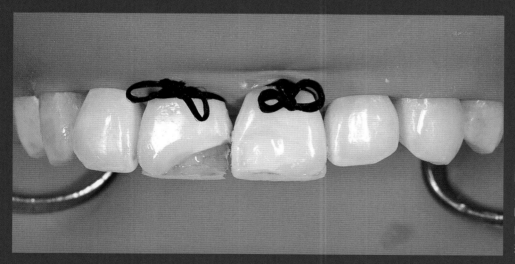

图8 采用硅橡胶导板引导，用牙釉质色复合树脂（IPS Empress® Direct A2 enamel, Ivoclar Vivadent）塑形舌侧形态和切端边缘。

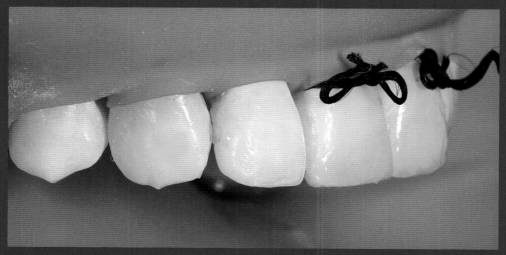

图9 用牙本质色树脂（IPS Empress® Direct A3 dentin, Ivoclar Vivadent）、个性化特征树脂（IPS Empress® Direct Trans Opal, Ivoclar Vivadent）和牙釉质树脂（IPS Empress® Direct A2 enamel, Ivoclar Vivadent）充填。

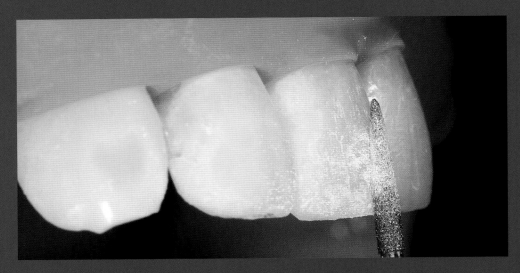

图10　勾勒微观和宏观结构。

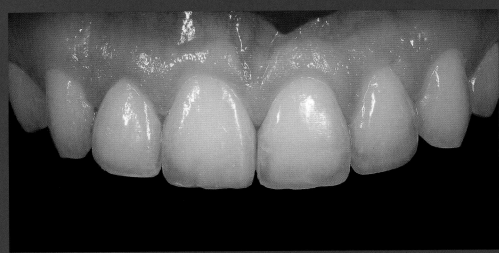

图11　最终修复体。这种治疗方式可以在较短时间、较少就诊次数下解决患者主诉，保留健康牙体组织并且治疗效果可预测。

病例3
采用粘接技术多学科联合治疗牙根外吸收

R. Aiuto, G. Fumei

本病例为38岁男性，无重大疾病。患者报告刷牙时11牙位疼痛。

体格检查发现11牙探诊出血，这颗牙也有陈旧的Ⅴ类洞修复体。牙髓热测显示这颗牙没有活力。根尖周X线检查显示在靠近牙颈部修复体的牙根水平有一个透光区。考虑到临床症状，更深入的影像学检查证实了对外根吸收的诊断，根据Heithersay分级提示为Ⅱ级。考虑到患者的年龄和牙齿的美学价值，我们选择了一种微创的方法与粘接技术（图1～图9）。

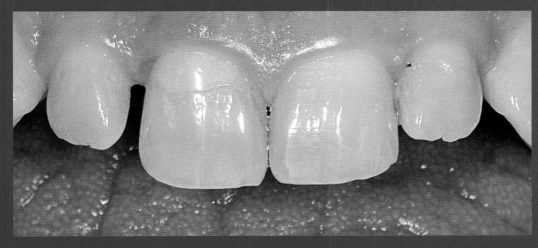

图1 初始状态。

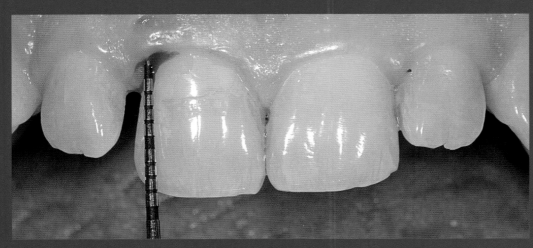

图2 11牙位探诊出血。

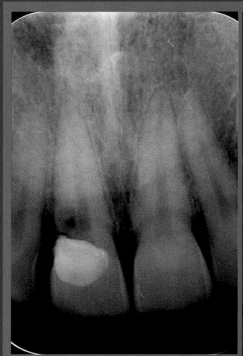
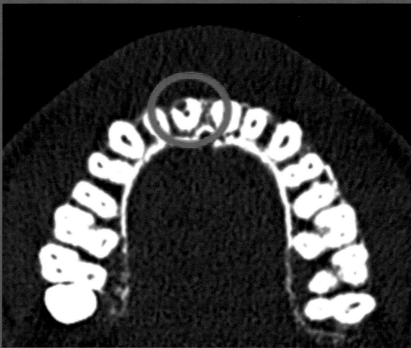

图3　术前X线片检查。

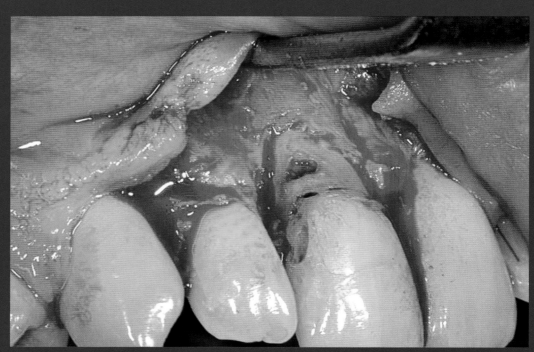

图4　外科手术暴露牙根。

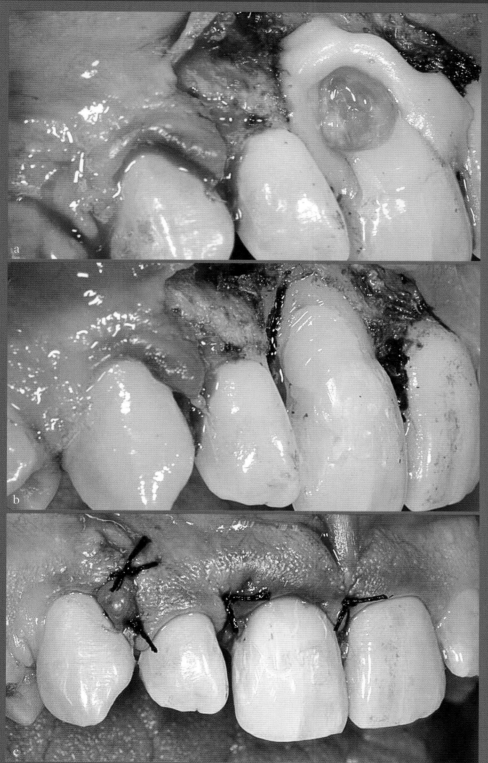

图5 修复缺损的粘接步骤（a，b）和缝合（c）。

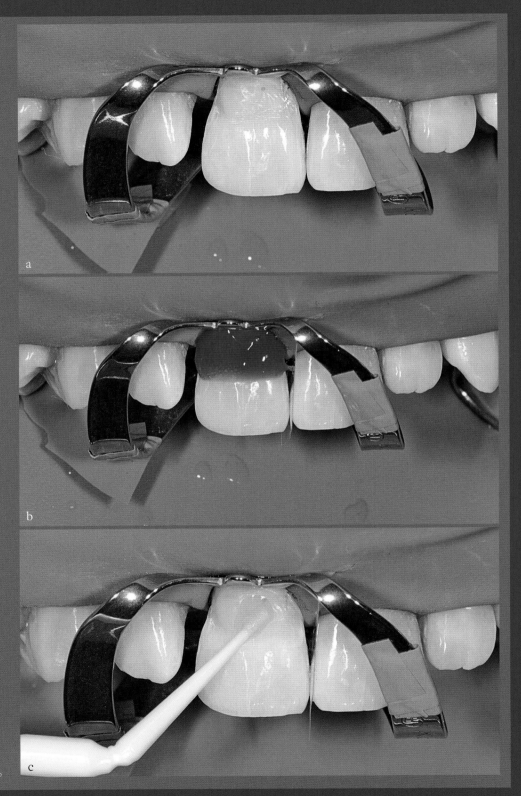

图6a ~ c 重新充填 V 类洞。

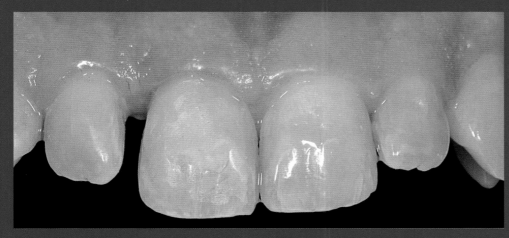

图7 Ⅴ类洞修复完成。

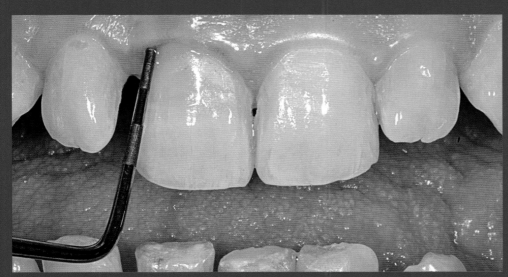

图8 4年后复查。

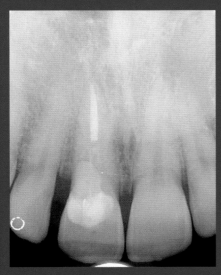

图9 4年后复查根尖片。

病例4
用二硅酸锂基玻璃陶瓷全冠和贴面进行前牙区美学及功能修复

P. Usai

　　一名28岁的男子到临床医生那里进行检查。他的医疗记录显示他全身健康状况良好，没有任何全身疾病，不吸烟。

　　牙科检查显示口腔卫生良好；咬合分析按Angle分类为Ⅰ类关系，中线略有偏差。患者报告没有疼痛或其他问题，但只是希望改善前牙区美观，从美学角度来看，前牙区修复体有缺陷。事实上，11-21-22的牙齿显示曾行复合树脂修复以及存在切缘磨损。在12牙齿上可见边缘不密合的玻璃陶瓷全冠。12和21牙齿曾行根管治疗，根管治疗效果显著。12牙齿内有金属桩。

　　治疗方案建议患者去除旧的修复体，去除12牙位的金属桩，然后用纤维桩替代后行全冠修复，21行全冠修复，11和22行贴面修复，以便改善前牙区美观情况。

　　在患者接受治疗计划后，取术前印模，制作诊断蜡型，并要求技师增加牙齿的大小。

　　随后，进行牙体预备，取硅橡胶印模，并制作临时修复体给患者戴入口内。

　　技师做好牙冠进行试戴。

　　试戴之后，技师完成修复体。应用橡胶障和粘接技术进行粘接修复。用试色糊剂选择水门汀颜色，对预备体进行酸蚀，冲洗后涂粘接剂。考虑到修复体的厚度较薄，只使用光固化水门汀。在咬合检查和修复完成后，患者定期复查（图1～图9）。

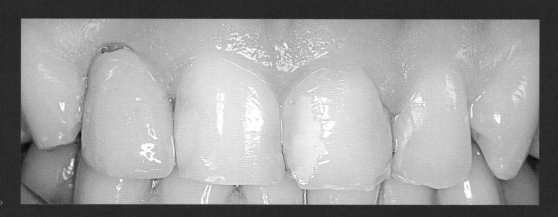

图1　初始状态。

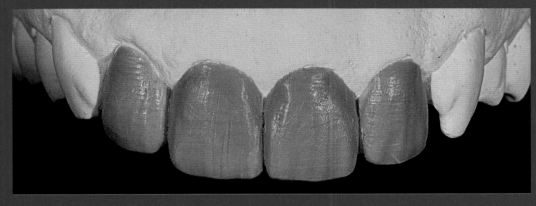

图2 技师制作诊断蜡型。

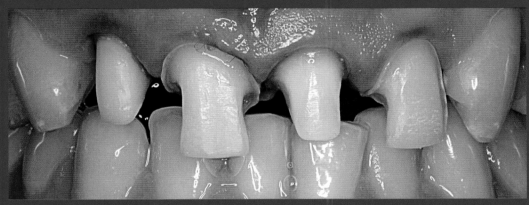

图3 牙体预备完成后，取印模之前先排龈。

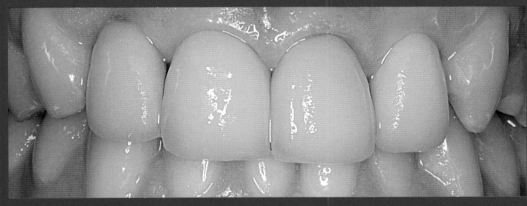

图4 试戴未染色的修复体评估颜色和形态。

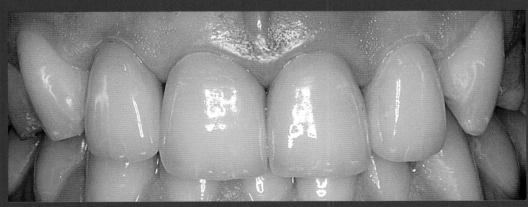

图5 用试色糊剂试戴修复体来选择水门汀的颜色。

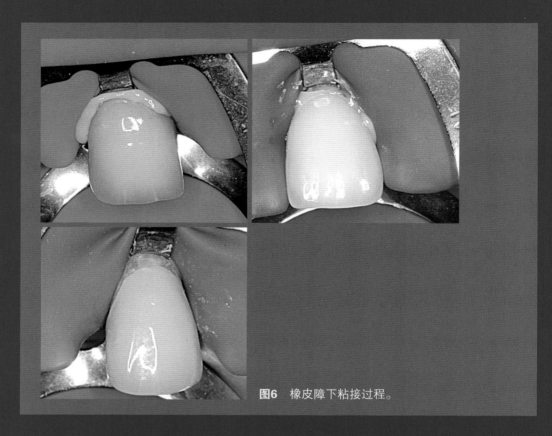

图6   橡皮障下粘接过程。

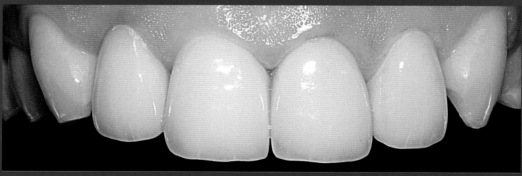

图7   修复完成。

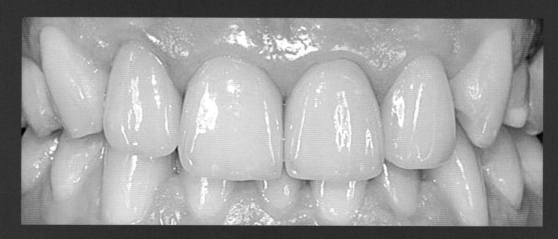

图8   3年后复查。

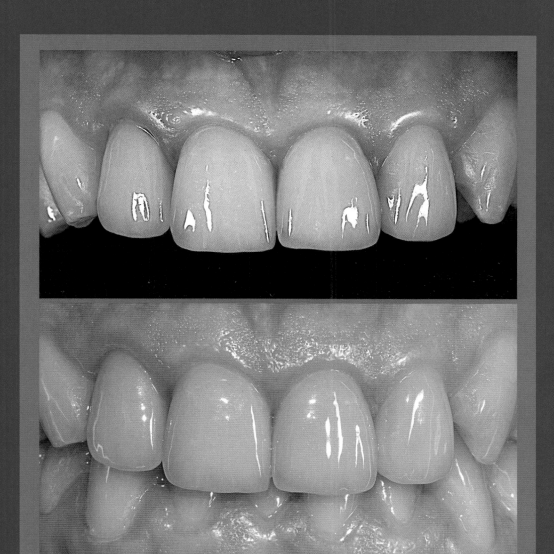

图9　8年后复查。

病例5
采用作者发明的"Index 技术"进行间接法粘接修复

R. Ammannato

患者16牙齿经历剧烈的跳痛。在诊断出该问题后，使用橡皮障进行术野隔离。去除陈旧的复合树脂修复体，临床医生开始恢复边缘并进行邻面粘接修复，以便容纳冲洗液。在分析髓腔内剩余的健康牙体组织后，临床医生进行复合树脂充填，并磨除厚度小于2mm的无支撑轴壁。临床医生移除了17𬌗面（O）和15远中𬌗面（OD）的旧充填体，去除腐质后进行了第二次直接法复合树脂充填修复。

在移除橡皮障并检查两个直接修复体的咬合情况后，临床医生制取了终印模，并要求制作二硅酸锂基玻璃陶瓷高嵌体。在接下来的1周，修复体制作完成并进行了试戴，检查接触区、边缘密合性和颜色选择是否合适。隔离该区域后，临床医生使用本文所述的相同方案对二硅酸锂基玻璃陶瓷高嵌体和16牙齿进行表面处理和粘接程序。去除多余的水门汀后，从各个侧面进行光固化，以确保完全聚合。移除橡皮障后，临床医生执行静态和动态咬合检查（图1～图11）。

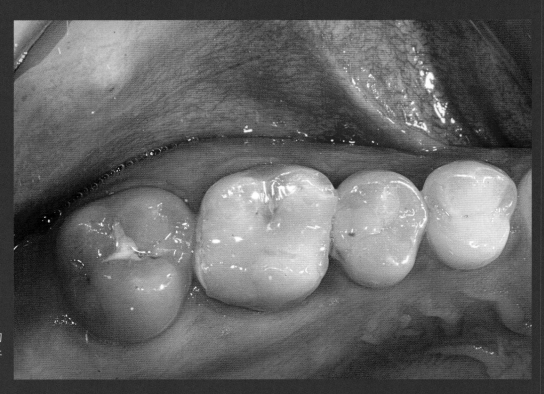

图1 第一象限牙齿的初始状态。患者感到16牙齿严重牙髓炎症状。

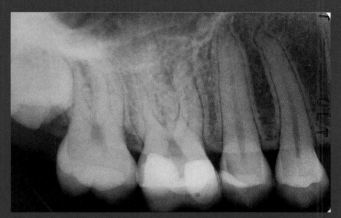

图2 第一象限牙齿的根尖片情况。

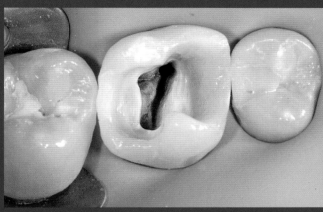

图3 去除16牙齿陈旧MOD充填体。开髓完成之后，进行邻面的树脂充填修复以便为后续的根管治疗过程中容纳冲洗液。

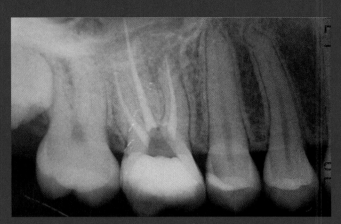

图4 根管治疗完成之后的根尖片情况。

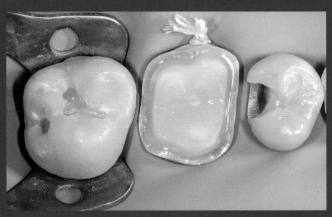

图5 修复前采用复合树脂充填16。去除17及15牙齿上的陈旧充填体。

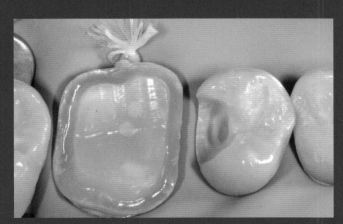

图6 15去除腐质及窝洞预备完成后的细节图。

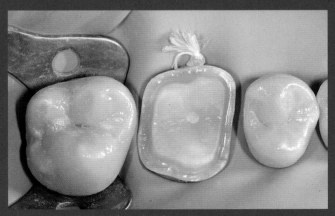

图7 直接法复合树脂充填修复15及17。

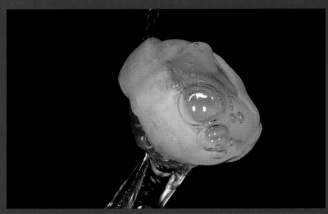

图8   即将粘接于16牙位的二硅酸锂基高嵌体的表面处理。

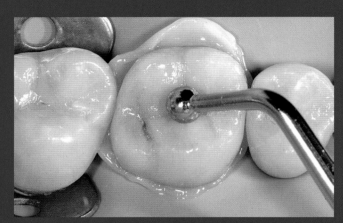

图9   16牙齿修复体粘接过程。

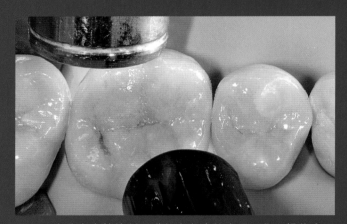

图10   去除多余粘接剂后进行多角度的光照固化，操作者同时使用2个蓝光照射、固化时间约3分钟。

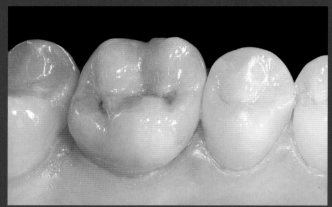

图11   直接法复合树脂充填修复与高嵌体粘接修复6年后复查。